科学养老
这么做！

主编　张秋香　谢建飞　王露芳　李伟

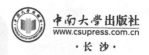

中南大学出版社
www.csupress.com.cn
·长沙·

图书在版编目（CIP）数据

科学养老这么做！/ 张秋香等主编. —长沙：中南
大学出版社，2023.8
ISBN 978-7-5487-5523-4

Ⅰ. ①科… Ⅱ. ①张… Ⅲ. ①老年保健学 Ⅳ.
①R161.7

中国国家版本馆 CIP 数据核字（2023）第 164092 号

科学养老这么做！
KEXUE YANGLAO ZHEME ZUO！

张秋香　谢建飞　王露芳　李　伟　主编

□ 出 版 人	吴湘华
□ 责任编辑	陈　娜
□ 责任印制	唐　曦
□ 出版发行	中南大学出版社
	社址：长沙市麓山南路　　　　邮编：410083
	发行科电话：0731-88876770　　传真：0731-88710482
□ 印　　装	广东虎彩云印刷有限公司

□ 开　　本	710 mm×1000 mm 1/16　□ 印张 20.25　□ 字数 309 千字
□ 互联网+图书	二维码内容　视频 20 分钟
□ 版　　次	2023 年 8 月第 1 版　　□ 印次 2023 年 8 月第 1 次印刷
□ 书　　号	ISBN 978-7-5487-5523-4
□ 定　　价	88.00 元

编委会

◇ 主 编

张秋香 谢建飞 王露芳 李 伟

◇ 副主编

汤观秀 王 莎 崔丽娜 牛 英

◇ 编 者

王 萌 王昭君 刘 巧 刘 倩

李 丹 李 晶 李宇瑄 张雪恒

罗雅婷 周 幸 黄明悦 曹 欢

龚丽娜 彭 兰 梁 力 曾 晖

谢悦良 颜萍平

前　言
FOREWORD

　　衰老是一个全面的过程。一个人出生后，会随着年龄增长经历童年、青年、中年和老年的阶段，老年是生命周期中最后一个阶段。世界卫生组织（WHO）认为："衰老是各种分子和细胞损伤随时间逐步积累的结果。"衰老既是独立的状态，又与疾病相互依存。形象地说，衰老与疾病是两个轨道上跑的车，但又随时可能发生变轨、并轨。

　　四千多年前，人类的平均寿命只有 18 岁；到 20 世纪初期，人类的平均寿命不过 40 岁左右；进入医疗科技发达的 21 世纪后，人类平均寿命大幅提升到了 70 岁以上。世界卫生组织对老年人年龄的划分有两个标准：在发达国家将 65 岁以上的人称为老年人，在发展中国家则将 60 岁以上的人称为老年人。在我国，60 岁以上即被纳入老年人群体，其中，45~59 岁为老年前期（中老年人），60~89 岁为老年期（老年人），90 岁以上为长寿期（长寿老年人）。

　　虽然人类的平均寿命有了大幅提升，但并不代表其健康状况也能保持良好。研究表明，人类的生理状态在 25~30 岁达到高峰后，就开始缓步下滑。

　　为了延长寿命，人类一直都在努力探索。虽然生理性和心理性衰老是生命过程的必然，但依然可以通过科学方法延缓衰老。科学养老不仅要关注体力下降、感官功能退化、记忆力减退、疾病增多，以及面临人生终点等问题，还要注重老年人自我保健、科学运动、自我防护、心理健康等。

中华传统文化中对生理健康和心理健康有独到的洞察与表述。如唐朝诗人刘禹锡的《酬乐天咏老见示》即对此有生动的描述，诗的上半部分描述衰老的身体状态："人谁不顾老，老去有谁怜。身瘦带频减，发稀冠自偏。废书缘惜眼，多灸为随年。"诗的下半部分则展示了老年人的精神世界："经事还谙事，阅人如阅川。细思皆幸矣，下此便翛然。莫道桑榆晚，为霞尚满天。"

由此可见，老年人的生理健康和心理健康尤为重要。饮食有节、起居有常、劳作有序、情绪稳定、住所舒适、环境优良、防护得当等，都是保持老年人健康的重要方法。

本书作者立足于在三级甲等公立医院从事老年人健康保健工作所积累的丰富工作经验，从老年人的生理健康和心理健康的角度出发，将本书分为合理膳食、安全用药、起居有常、科学运动、幸福晚年、认识老年综合征、做自己的医生七大部分，指导老年人掌握简单、易学的科学养老方法，有效应对衰老过程中出现的各种问题，以有效提高老年人主动健康能力，推进健康中国建设和积极应对人口老龄化国家战略要求。

由于笔者水平有限，书中难免存在不足之处，恳请各位读者朋友不吝赐教。同时希望更多同仁参与到促进老年人健康的工作中来。

祝愿天下老年人都能把握长寿秘诀，活出健康晚年！

目 录

CONTENTS

第二篇　安全用药

第三篇　起居有常

第四篇 科学运动

第七篇　做自己的医生

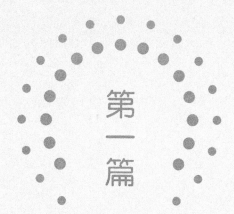

第一篇

合理膳食

老年人饮食常见误区

1.食物软烂好消化

随着年龄增长，人体的功能发生衰退，随之而来的是骨骼肌肉减少和力量下降，口腔的肌肉组织也是如此。因此，有些老年人会感觉"嚼不动了"，便尽量吃一些软烂的饭菜，认为软食好咀嚼、易消化。事实上，老年人吃饭应该做到"软硬通吃"。

因为长期食用软烂的食物，会让老年人的咀嚼能力进一步下降，导致牙龈萎缩、唾液分泌功能降低、消化酶分泌减少，严重的甚至引发营养不良，影响身体健康和生活质量。咀嚼是人体最基本的生理活动之一，可调节大脑血流量，当咀嚼硬物或咀嚼速度加快时，大脑血流量明显增多。勤于咀嚼、细嚼慢咽有利于营养成分充分吸收，还可使面部肌肉得到锻炼，延缓面部肌肉下垂，使人看起来更年轻。老年人要努力维护口腔健康，适当加强咀嚼训练。在咀嚼时，口腔感觉器官会经过下颚肌肉和人的大脑之间的神经系统，将信号传达到大脑，从而增加脑细胞的信息传递，提高大脑工作效率。

老年人什么情况下吃软的食物，什么情况下吃硬的食物，要取决于每个人的具体情况。如果牙齿不好或者牙齿所剩不多，可以多吃软食；患胃炎、胃出血或觉得胃不舒服时，也要吃软食。如果牙齿还好，则可以遵循"早晚吃软、中午吃硬、软硬通吃"的原则。早晨人的脾胃活力欠佳，老年人大多会觉得食欲不佳，因而最好吃些稀软食物，如菜泥、稀饭或果汁等。由于老年人晚上吃完饭后大多活动减少，故晚饭也要吃一些容易消化的软食。中午或两餐之间，可进食一些硬的食物，以锻炼牙齿的咀嚼能力，如坚果、新鲜脆嫩的菜茎、水果、煮黄豆、爆炒菜干、可以连骨头嚼碎吃的小鱼干、凉拌黄瓜等。不过，所谓的硬食也不能太硬，以稍稍用力即能嚼碎为宜。

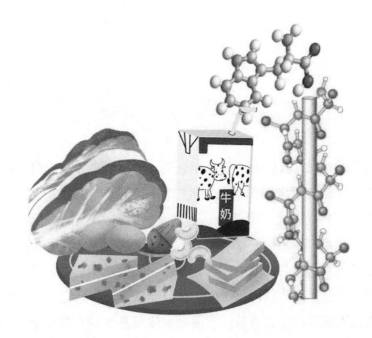

老年人可适当进行"磨牙"训练——进食烙饼、干果等较硬食物，即使牙齿已经缺失，按摩牙床也是有好处的。练习咀嚼动作可使老年人牙齿、肌肉、神经系统不断得到正反馈，提高咀嚼能力。但需注意，咀嚼训练就像健身一样，要循序渐进，量力而行。此外，戴假牙的老年人，在刚装上假牙的前期要吃软烂食物，逐步适应和磨合后，要适量吃些硬而脆的有嚼头的食物。

2. 不吃油盐可以降血压、降血脂

对于患有高血压的老年人来说，低盐饮食是有助于控制血压的重要生活干预手段。特别是我国的高血压患者，盐敏感性高血压所占比例很高，日常吃得过咸，盐摄入过多，将造成体内细胞的水钠潴留，血容量进一步增加，导致血压升高。因此，要想控制好血压水平，严格注意低盐饮食，是非常有必要的。

随着健康意识的增强，很多老年人非常注重饮食问题。有的推崇"清淡饮食"方式，做菜极少放油盐，因此进入"清淡饮食"的误区，导致不同程度的营养不良。盐，不仅是重要的调味品，也是维持人体生理活动不可缺少的物质，可以支持酶功能、能量和激素产生，蛋白质转运和辅助生理化学反应等。少油也应有度，因为脂肪是人体能量的重要来源，可提供必需的脂

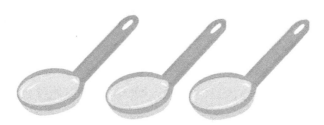

25~30 g食用油是老式瓷勺3勺的量
（一满勺大约为10 g食用油）

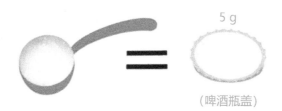

5 g

（啤酒瓶盖）

5 g盐大概是平一个啤酒瓶盖的量
（建议购买控盐勺）

肪酸，同时是脂溶性维生素的溶剂，维生素 E、维生素 A、维生素 D、维生素 K 的消化吸收都需要油脂。不少老年人对油脂十分抗拒，做饭做菜过度少油。长此以往可导致老年人营养不良，引起不同程度的食欲下降、体重下降、免疫能力低下等，或使原有疾病治疗效果减弱、加重病情。甚至会导致或加重肌少症，进而发生衰弱综合征，使老年人独立生活的能力下降。《中国居民膳食指南(2022)》推荐成年人每天摄入食盐不超过 5 g、烹调油 25～30 g，避免过多动物性油脂和饱和脂肪酸摄入。5 g 盐大概是平一个啤酒瓶盖的量，建议购买控盐勺。25～30 g 食用油大约是老式瓷勺 3 勺(一满勺大约为 10 g)，推荐主要分配在午餐和晚餐。

3. 是药三分毒，食疗能治病

很多人患病后顾虑药物的不良反应而不愿意用药，更想通过食疗解决问题。很多情况下，食疗的作用是显而易见的。例如，低血糖患者，头晕、心慌、出虚汗、乏力，吃口蜂蜜或者吃颗糖就可以迅速缓解症状，此时蜂蜜和糖果就相当于药物，很有效；再如，低钠血症的患者，适当增加食盐摄入可以提高血钠水平，此时食盐就是药物，就能治病。

但也要客观看待食疗的局限性，大多数疾病是不能仅依靠食疗解决问题的。过分夸大食疗的作用以及应用范围，将会延误病情甚至导致严重后果。有些老年人听说大蒜有消炎止咳的作用，感冒咳嗽不吃药，捣碎大蒜泡水喝，导致感染加重。还有些患有高血压病的老年人不吃药，坚持每天吃芹菜替代降压药，导致血压控制不好，发生心脑血管疾病。保健品也是如此，保健品的全称为"保健食品"，属于食品。2019 年，国家市场监督管理总局发布《保健食品标注警示用语指南》，提醒广大消费者，选购保健食品要认准产品包装上的保健食品标志(小蓝帽)及保健食品批准文号，注意标签说明书的要求和禁忌。同时，要到正规的商场、超市、药店等经营单位购买保健食品，并索要发票或销售凭据。有些老年朋友轻信虚假宣传，患病后不及时就医，花高价购买保健品治病，最后导致严重不良后果。我们应该客观正确地认识食疗，在营养医生的建议下购买适合自己的营养品。

4. 饭要趁热吃才对身体好

"趁热吃、趁热吃"，这是我们在饭桌上常听到的一句话。滚烫的火锅、刚出锅的包子、热腾腾的羊肉汤，为了满足我们的味蕾，往往食物刚出锅，我们就迫不及待地往嘴里送。刚出锅的美味真的适合吃吗?

许多食物的美味需要温度来"激发"，而我们的味觉和嗅觉早已适应了这种被温度激发出的香味，所以热食成为国人千百年来不变的饮食习惯。殊不知"趁热吃"这种饮食习惯，对我们的健康是有危害的!吃饭也好、喝汤也好，过热食用其实存在着健康隐患!越来越多的研究显示:经常吃过热的食物会有损消化道和身体机能，饮食过热与多种消化道疾病有很大的关系。

如果经常吃过热的食物，口腔黏膜及食道黏膜容易被烫伤而形成浅表溃疡，反复地烫伤、修复，会导致增生增厚。而增厚的黏膜对热刺激的反应逐渐降低，由此陷入一个越来越不怕热、习惯吃烫食的恶性循环，在这样的恶性循环中，黏膜接受着越来越严重的灼伤刺激，从而导致过敏性牙痛、口腔溃疡、食道溃疡和食道炎，长此以往可能出现吞咽困难，甚至导致食管癌。一项国际研究对超过 5 万人随访 10 年后，证实了过烫的热饮与食管癌风险之间的关联。国际癌症研究机构也将 65℃ 以上的热饮列入了 2A 级致癌物，仅次于甲醛、黄曲霉毒素、烟草等 1 级致癌物。

在正常情况下，口腔和食道的温度多在 36.5~37.2℃，所以适宜进食的温度是 10~40℃，冬季应该在 35~40℃ 为宜，能耐受的高温也只在 50~60℃。如果超过这个温度，娇嫩的口腔、食道、胃部的黏膜，都容易被烫伤。过烫的食物温度一般都在 70~80℃，刚沏好的茶水温度可达 80~90℃，在接触到 75℃ 左右的食物时，娇嫩的黏膜就会有轻度灼伤。幸好这些部位

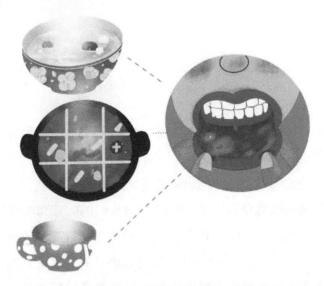

食物过热会烫伤口腔、食道、胃黏膜

的血液循环非常丰富,受伤的组织会脱落、增生、修复,所以偶尔的轻伤可以很快恢复。

正确的"趁热吃"方式:

- 饭菜刚出锅别急着"趁热吃",等5~10分钟,温度降下来后再吃。
- 开水烧开后至少放15分钟再喝。
- 刚煮好的粥放置5~10分钟再入口为宜。
- 汤圆、饺子、灌汤包这类内部"有料"的食物需特别注意,因为就算外部是常温,内部可能还是滚烫的。
- 吃火锅时,不要涮完马上吃,蘸蘸酱料再等3~5秒。
- 切忌狼吞虎咽、胡吃海喝,进食快的人食管疾病的发病风险比进食慢的人更高。
- 多吃蔬菜水果、豆类及豆制品等,保护食管。

5. "老掉牙"，不用管

生活中很多老年人都有牙齿松动和脱落的经历，不少人觉得这是"自然规律"，老年人牙齿缺失不用管。其实长期缺牙危害大，中老年人更需要一口好牙。

老年人牙齿缺失的主要原因如下：

● 牙周炎：随着年龄增长，牙龈、牙槽骨、牙周组织发生生理性退变，牙龈萎缩，牙槽骨进行性吸收。如果口腔卫生不佳，牙周组织逐渐破坏，龈沟加深形成牙周袋，牙齿就会松动脱落。

● 龋病：患龋齿时，龋损由小到大、由浅入深，如果不及时治疗，牙齿硬组织就会被不断破坏，引发牙髓炎、根尖周炎，造成牙冠缺损。如果牙齿仅剩下残根和残冠，没有保留价值，应当拔除。

● 牙齿外伤：老年人的牙齿由于磨损过多造成牙体组织边缘薄弱，较脆，食用较硬的物质时容易发生牙齿损伤，从而导致牙齿被拔除。

很多老年人对牙齿缺失，特别是缺失1~2颗牙齿并不重视。认为一侧牙齿没了可以用另一侧，后边的牙齿没了，前牙还能凑合用。其实，缺牙后长时间不镶牙，会给整个口腔颌面系统带来多方面影响：

● 咀嚼功能减退：缺牙不仅不能咬东西，而且个别牙齿长时间缺失，也会改变口腔组织形态，影响消化功能，引起胃肠道疾病、营养不良。

● 牙周组织病变：长时间缺牙，相邻牙齿会向缺牙处倾斜，对颌牙也会伸长造成食物嵌塞，导致咬合功能紊乱，进而发生牙周病。

● 功能紊乱：不及时镶牙，可能造成颞下颌关节功能紊乱。

● 影响社交：牙齿缺失如果不进行积极有效的修复，不仅会影响美观，使面容苍老，还可能会影响人的心理，进而影响社交。

因此，老年人牙齿缺失后要及时修复，可根据具体情况采用活动义齿修复、固定修复以及种植牙等方式。

6. 大骨汤能补钙

　　骨头汤里含有一定量的营养物质，如蛋白质、脂肪等，作为一种物美价廉的食物，对人体健康是有益的，但单纯靠骨汤补钙，能达到补钙目的吗？

　　骨头汤中含有一定的钙，但是，骨头汤里所含的钙根本满足不了每日正常需求量。哪怕是经过长时间熬煮的大骨汤，它的钙含量也是微乎其微。如果已经患有骨质疏松，想通过喝骨头汤补钙，那是不现实的。

　　明明是由富含钙质的大骨头熬出的汤，而且熬煮了这么久，为何却熬不出钙质来呢？最主要的原因在于，骨骼中的钙质不溶于水（中性），要在酸性条件下才容易游离出来。因此有人会在熬汤时添加少许的醋或柠檬汁，以增加骨钙的溶出率，但即使这样做，一碗汤中的钙含量也极低。

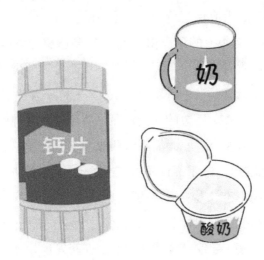

　　那么怎么样才能够有效地补钙呢？补钙的方式很多，饮用高钙牛奶或服用高钙的营养补充品，日常生活中均衡饮食，适当摄取乳制品、豆制品、小鱼干以及绿色蔬菜，都是较为普遍的方法。肉类亦含有丰富钙质，与牛奶的钙质一样容易被身体吸收。此外还需注意避免过量摄入咖啡、烟酒等。

7. 主食只吃粗粮更健康

近年来，吃粗粮的风潮来袭，其各种好处也逐渐显露。粗粮包括"全谷物"和杂豆类，前者是指未经精细化加工或虽经研磨、粉碎、压片等处理仍保留了完整谷粒所具备的胚乳、胚芽、麸皮及其他天然营养成分的谷物，可提供更多的 B 族维生素、矿物质、膳食纤维等及有益健康的植物化学物。增加全谷物或谷物纤维摄入以及用全谷物替代精制谷物，对预防 2 型糖尿病、心血管疾病、肿瘤、肥胖具有潜在的有益作用。杂豆类是指一些可以替代主食的高淀粉的豆类，其脂肪含量低，富含赖氨酸，与谷类食物搭配吃可以通过蛋白质的互补作用，提高营养价值。

但是，粗粮吃得太多，也会带来危害。首先，粗粮中含有大量的膳食纤维，会延长胃排空的时间，对于消化功能不好的老年人来说会导致上腹胀满，容易积食，同时还会因排空延迟导致胃反酸，影响消化；其次，粗粮的热量和细粮是同等量的，加倍吃粗粮，摄入能量也会翻倍，同样会导致肥胖；再次，粗粮中还含有植酸，摄入过多会降低人体对铁、锌等矿物质的吸收率；最后，大量的膳食纤维可能会干扰部分药物的吸收和影响药性。

那么粗粮怎么吃才好呢？

• 粗细搭配。食物要多样化，"粗细粮可互补"。

• 粗粮细吃。为克服粗粮吸收较差的弊端，可以把粗粮熬粥或者与细粮混合同吃。

• 在吃杂豆类粗粮时可以通过提前浸泡的方式来降低植酸含量，或做成全麦馒头、全麦面包、杂粮发糕等食物，通过发酵去除植酸，提高矿物质利用率。

8.口渴时才喝水

每个人的喝水方式都不同，有的人是习惯一次性喝很多，然后很长时间不喝水，也有的人是断断续续时不时喝一点，还有的人是什么时候感觉到渴了就喝两口。不同的喝水方式，对人体的影响也有差异。

如果你是感觉口渴的时候才喝水，那可就错了。正常情况下，人体的水分摄入应该是少量多次的，如果我们感觉到口渴，预示着身体已经缺水了。

之所以会感到口渴，我们可以理解为人体已经处于轻度脱水状态，于是向我们的中枢神经发出了口渴的求救信号，而此时的喝水，已经不是补水了，而是缓解脱水。如果在这种情况下，我们还不及时喝水，人体脱水量持续上升，失水量达到 3%～5% 的时候，人体的皮肤就会开始干燥起皮，还会感觉到心烦意乱，不想吃东西；如不及时补充水分，当失水达到 5%～10% 的时候，就会出现眼窝凹陷，呼吸变得急促；失水量超过体重的 20% 时就可能危及生命。除了可以通过口渴得知自己缺水之外，我们还

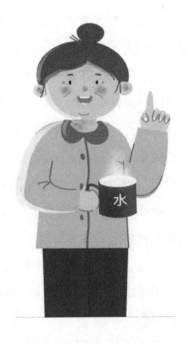

可以通过排尿来观察，因为身体缺水时，就会出现尿少、尿黄的现象，而且尿量越少、颜色越深，问题可能就越严重。当然，这里也不排除是肾脏出现病变的缘故。

9. 剩菜剩饭不能倒

有些老年人平时生活很节俭，每顿饭没吃完的食物舍不得丢掉，留着下次再吃。节俭固然是个好习惯，但从健康的角度来说，并不提倡这样做。

世界卫生组织提出的"食品安全五要点"中第四点建议：熟食在室温下不得存放 2 小时以上，应及时冷藏（最好在 5℃ 以下），食物在冰箱中存放不能超过 3 天，剩饭菜加热的次数不应该超过 1 次。炒好的蔬菜过夜会导致细菌增加，同时，这些细菌还会将蔬菜中饱含的硝酸盐转化为亚硝酸盐，使亚硝酸盐含量迅速上升，是一个非常不安全的因素。

正确留存食物的方式：

• 蔬菜最不应该保存：绿叶蔬菜中的维生素反复加热后几乎消失殆尽。因此，无论是清炒的蔬菜还是凉拌菜都不宜长时间保存。

• 海鲜不值得留：吃海鲜强调味道鲜美，放置时间过长会使它们鲜味全失，因此最好一顿吃完。

• 豆制品也很难保鲜：豆腐含水较多且富含蛋白质等营养成分，容易导致细菌滋生。

• 肉制品或炖肉先冷冻保存：这类食物最好选择玻璃器皿或有釉质的瓷器存放。因为一些塑料器皿中所含的有害物质是脂溶性的，它们会随着油脂渗入食物中。

• 主食保存时应区别对待：馒头、花卷及饼类如果无法预计何时吃完，可以把它们放入冷冻层，−15℃ 下一般能保存一周左右。而米饭和粥类由于水分较大，最好密闭冷藏，在 24 小时内食用。人们往往忽视了带馅主食的保存，实际上，很多食物变质引起的腹泻都跟它们有关，因此饺子和包子等也最好冷冻保存。

10. 植物油对身体更好

日常生活中的食用油主要分为植物油和动物油两大类。植物油是从植物的果实、种子、胚芽中得到的油。常见的有花生油、菜籽油、芝麻油、橄榄油等。动物油是相对植物油来说的，是从动物的脂肪中得到的油，一般来源于鸡、猪、牛、鱼。

动物油含饱和脂肪酸和胆固醇。膳食中的饱和脂肪酸摄入量会影响血脂水平，摄入过量的饱和脂肪酸容易使人得肥胖症、高血压、动脉粥样硬化等疾病。因此，要严格控制饱和脂肪酸的摄入量。世界卫生组织建议，饱和脂肪酸提供的能量应该低于膳食总能量的10%。对于有减肥需要的人群，建议尽量少吃动物油。

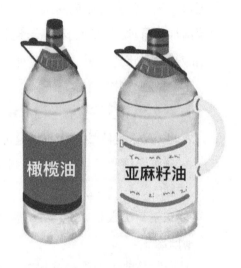

植物油富含亚油酸、亚麻酸和花生四烯酸等人体健康所必需的不饱和脂肪酸，具有降低胆固醇、软化血管、防止动脉粥样硬化的作用，有着动物油无可比拟的好处。但从另一方面看，动物油同样有其好处。动物油中的饱和脂肪酸在体内同样起到保护细胞结构稳定、构成人体组织、为人体提供能量的重要作用。

植物油和动物油都是我们应该食用的油，两者无法相互替代。总的来说，植物油会比动物油更有营养，在日常膳食中，食用的植物油应该要多于动物油，植物油和动物油的摄入比例以2∶1为好。

目前我国居民日常饮食的油脂摄入量大，不管是植物油还是动物油，都应该适当控制摄入。每人每天食用的烹调油不应超过30克。除了控制油脂摄入量之外，还要尽量保证食用油的种类多样，不要只吃一种油。花生油、菜籽油、橄榄油等，每一种油的营养成分都不一样，应该搭配食用，以保证摄入的营养丰富均衡。

11. 长期喝粥对胃好

很多人都认为喝粥能养胃、养生，但喝粥养胃这种做法并不值得推荐。粥的含水量通常在80%以上，而且煮得比较烂，肠胃不舒服时，喝粥确实能够减少肠胃负担。但正常人，尤其是肠胃功能没有什么问题时，长期喝粥会因粥的能量密度过低而导致营养不良。很多老年人为了使粥更浓稠，在煮粥时加入食用碱，这会破坏粥中本就少得可怜的 B 族维生素，得不偿失。

实际上，肠胃也需要经常"锻炼"。如果长期食用易消化的粥或软饭、烂面条，可能会导致肠胃的消化能力减弱。

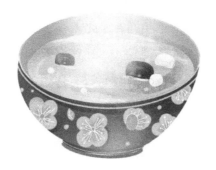

对于正常人来说，如果肠胃功能没什么问题，不用特别靠吃什么东西去养胃，正常吃喝、细嚼慢咽、食物多样、保证营养，就已经是在"养胃"了。

科学饮食这么做

1.老年人的营养需求

随着年龄增长，人体的各项功能都会发生不同程度的退化。老年人对于营养素的需求与成年期大不相同，因此需要供给符合老年人生理状况的各种营养素。根据老年人的体质特点，在饮食方面应遵循的原则是：减少热量供应、少吃糖和盐、多吃高蛋白质食品、多吃蔬菜水果、注意补钙等。

老年人所需的营养主要包括哪些？

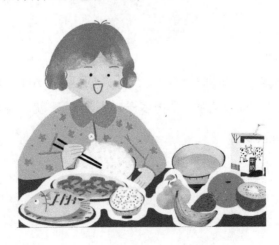

▶ 热能

老年人要保持身体健康结实，需要避免摄入过多的热能，以免其转化成脂肪存于体内。过于肥胖会导致动脉粥样硬化和糖尿病等疾病，还会影响人的寿命。通常老年人的基础代谢率比青壮年要低 10%~15%，再加上老年人体力活动减少，所以能量消耗也少，因而热量供应也要适当降低。65 岁以上者总热能供给应控制在 1700~2050 kcal。

▶ 蛋白质

老年人要保持生命活力，延缓衰老，蛋白质的摄入必须充足。多吃动物性食物对维持老年人肌肉合成十分重要。老年人可长期喝奶，多吃大豆及其制品，增加蛋白质摄入量。按照我国居民饮食情况，老年人蛋白质的需求量一般为 1 g/kg(体重)，占饮食总热量的 15% 左右。同时需注意，如果蛋白质食用过多，也会增加肾脏的负担。

▶ 碳水化合物

碳水化合物是热量的主要来源，大米、面粉、杂粮中的淀粉和糖是常见的碳水化合物。老年人的饮食中不宜添加过多的糖，如炒菜时作为调味品添加的糖、饮料中所含的糖等，每日添加糖摄入量不应超过 50 g，否则会增加肥胖、糖尿病的发病风险。

▶ 脂肪

对老年人来说，摄入脂肪过多或过少都对身体有害：多则不易消化，对心血管、肝脏不利；少则影响脂溶性维生素的吸收甚至导致营养不良。老年人每日脂肪摄入量应限制在饮食总热量的 20%~25%。应尽量给予含胆固醇较少而含不饱和脂肪酸较多的食物，如植物油、瘦肉、鱼、禽等。

▶ 水

老年人身体对缺水的耐受性和敏感度下降，容易造成缺水。因此，老年人应摄入足量水分，一般每日饮水量以 1500~1700 mL 为佳。淡茶水就是很好的补水选择，也可通过适当地饮用汤羹进行补水。老年人临睡前可适当喝点水，减少血液黏稠度，从而降低脑血栓风险。但要注意的是，睡前喝水不能过多，老年人有起夜的习惯，如果因喝水而造成睡眠不好，反而得不偿失。有大量饮水习惯的老年人应适当减少饮水量，以免饮入过多水分，增加心脏、肾脏的负担。

▶ 微量元素

老年人要多补充钙、磷、铁、碘等微量元素：①奶及奶制品、虾皮、海带中含钙丰富；②鱼、肉、蛋、奶、豆类中磷含量较高；③动物肝脏、蛋黄、鱼及水产品中铁含量较高；④海带、紫菜中钾、铁的含量较高，对预防高血压、动脉硬化有益；⑤经常食用淡菜、海带、蘑菇、花生、核桃、芝麻等可增加必需的微量元素锌、硒、铜等的摄入量，有助于预防高血压和动脉硬化。

▶ 维生素

多吃富含维生素的食物对维持老年人健康、增强抵抗力、促进食欲与延缓衰老有重要作用。老年人应多吃新鲜的蔬菜和水果，每天食用部分粗粮，此外，鱼、豆类和瘦肉能供给优质蛋白及维生素 B_2 等。根据我国居民的饮食结构和特点，有些维生素的摄入量较难达到标准，如维生素 A、B 族维生素等，可以在营养医生的指导下服用维生素制剂。

2. 老年人食物选择有讲究

《中国老年人膳食指南(2022)》指出,老年人膳食首先要保证食物品种丰富,合理搭配。

- 努力做到餐餐有蔬菜。特别注意多选深色叶菜(如油菜、青菜、菠菜、紫甘蓝等)。

- 尽可能选择不同种类的水果。水果食用量应少些,但种类应多一些。不应用蔬菜替代水果。

- 动物性食物换着吃。尽可能换着吃畜肉(如猪肉、羊肉、牛肉等)、禽肉(如鸡、鸭等)、鱼虾类以及蛋类食物。要摄入足够量的动物性食物和大豆类食品。动物性食物摄入总量应争取达到平均每日 120~150 g,其中鱼40~50 g,畜禽肉 40~50 g,蛋类 40~50 g。

推荐每日饮用 300~400 mL 牛奶或蛋白质含量相当的奶制品。保证摄入充足的大豆类制品,达到平均每天吃相当于 15 g 大豆的推荐水平。一般情况下,老年人每日蛋白质摄入量应为每公斤体重 1.0~1.2 g,日常进行抗阻训练的老年人每日蛋白质摄入量应为每公斤体重≥1.2~1.5 g。

对于 80 岁以上的高龄老年人,膳食指南建议多吃鱼、畜禽肉、蛋类、奶制品及大豆类等营养价值和生物利用率高的食物,同时配以适量的蔬菜和水果。保证每日摄入足量的鱼禽肉蛋类食物,畜禽肉 40~50 g、水产品 40~50 g、蛋类 40~50 g。建议每天饮用 300~400 mL 液态奶,也可以选用酸奶、奶粉或其他奶制品。根据具体情况,采取多种措施鼓励进食,减少不必要的食物限制。

相对来说,老年人的食物整体摄入量都在减少,所以老年人营养不足更为常见。老年人不要因为害怕一些慢病的危险因素,如血脂、血压高等,而对食物产生恐惧心理。同时,食物还有很多社会属性,使老年人有更加愉悦的心情,有更好的社会交往。

3. 蒸、煮、炸、煎哪样好

烹调方法对于食物的营养成分影响很大，正确的烹调方法能减少营养素的破坏和流失，促进营养物质的吸收；不当的烹调方法会破坏营养素，并且减少其吸收。那么蒸、煮、炸、煎等烹调方式各有什么优缺点呢？

▶ 蒸

蒸是我国流传时间最长的烹饪方法之一。它可以最大限度地保留食物的本真味道，不会让过多的水分与营养物质流失，食材的外观也会很完整。

▶ 煮

煮是人们生活中常见的烹饪方式，将食物放进煮锅中进行高温加热，这种方法可保留食材的营养物质，维持原汁原味并将营养成分保留，在食材入锅时加入适量的清水从小火到中火渐渐升温，食物在加热的过程中会释放有机酸和蛋白质等营养物质，然后融入水中，变成易被人体吸收的营养物质。水煮不会像油炸、高温焙烤一样产生丙烯酰胺等有害物质，并且可以有效杀死一些细菌。

▶ 炸

油炸方式制作出的食物很香，深受大家喜欢。但是要注意，不要长期食用油炸食品。首先，油炸过程中会产生大量的致癌物质，如丙烯酰胺、聚合物、多环芳烃化合物等；其次，油炸的高温会破坏食物中的很多营养物质，尤其是 B 族维生素，大大降低食物的营养价值；最后，油炸食品油脂含量过高，不容易消化，这对消化功能退化的老年人来说会加重其胃肠负担。油炸食物时，可以采用上浆、挂糊等方式，尽量减少食物与高温油的直接接触。

▶ 煎

　　煎的温度最好控制在200℃以下，这个温度既可以保证充分加热后的食材安全，又可避免烹调油大量氧化而产生很多致癌物。有些食材的生熟程度难以把控，还可能带来一些风险。如肉类可能在屠宰动物的过程中被肠道的内容物污染，禽肉类容易受到沙门氏菌污染等。这就需要我们在煎的时候注意观察食材变化，调整火候，使食物中心温度充分升高，以起到杀菌作用。

　　合理的食物烹调方法有利于人们对食物能量和营养物质的摄取，许多营养物质需要采用不同的烹饪方法以达到利于人体吸收的目的，从而提高人体抵抗力，维护人体健康。

4. 做菜放盐有技巧

　　盐是百味之王，是必不可少的一种调味料。盐的咸味不仅能刺激我们的味觉来增进食欲，而且盐中还含有身体所需要的很多物质，适量吃盐，对身体是十分有好处的。但是盐中的主要成分是钠，如果摄入过量，会导致人体血压升高，给身体健康带来影响。《中国居民膳食指南（2022）》建议每日食盐摄入量最好不要超过 5 g。平时我们在家炒菜时到底该怎样放盐呢？

▶ 菜快出锅时再放盐

　　有的人喜欢在菜刚下锅爆炒时就放盐，虽然这样做盐可以均匀地进入食物中，吃起来口感也不错，但摄盐量却很容易超标。最好在菜品快出锅时放盐，此时仅需放入原来放盐量的一半或三分之二的盐量，即可达到原来的口感。因为这样做时，盐会附着在食物的表面，吃起来和原来的口感基本一样，摄盐量却大大减少。

▶ 菜品装盘后再放盐

患有一些慢性疾病的人，如高血压患者的食盐摄入量更要严格控制。可以待菜品炒熟上桌后，在菜品表面撒上少许盐，搅拌均匀后再食用。这样做不仅可以减少盐的摄入量，还可以降低盐对菜品中水的渗透作用，减少菜品中的营养流失。

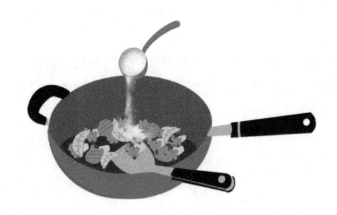

▶ 放醋调味

醋味也可以增进人的食欲，在平日中我们也以醋、盐搭配调味。就是说等菜品快出锅前少放一点盐，然后再倒入一点食用醋或番茄酱来调味。这样做不仅吃起来酸味、咸味十足，从而增进食欲，还可以达到减少摄盐量的目的。

▶ 关注"隐形盐"

在日常生活中，除了炒菜用盐之外，还有一些调味品、零食以及饮料中还存在一些"隐形盐"，容易被大家忽视。如又咸又香的腊肉，含盐量为 5% ~ 10%；平时做菜用的酱油，含盐量大约为 20%。炒菜时如果放了含盐的调味料，或者直接烹调本身含盐量就较高的食材，就要尽量少放盐。

5. 全谷物类怎么吃

近几年,全谷物被提及的频率越来越高,市场上以此为卖点的食品也越来越多。全谷物是指没有经过精细化加工或者虽然经过了碾磨、粉碎、压片等处理,但仍然保留了完整的谷粒所具备的胚乳、胚芽、麸皮等天然营养成分的谷物。简单来说,只要不把种子外层的粗糙部分和谷胚部分去掉,尽可能保持种子原有营养价值的,都叫全谷物。常见的有小麦、燕麦、糙米、小米、大黄米、高粱、黑米、紫米、薏米等,也包括已经磨成粉或压扁压碎的粮食,比如全麦粉、燕麦片等。

与精制谷物相比,全谷物富含膳食纤维,保留了更多的蛋白质、脂肪、B 族维生素、维生素 E、钙铁等矿物质,以及黄酮、多酚等有益健康的植物化学物。全谷物还有助于促进肠道蠕动、降低 2 型糖尿病和心血管疾病的发病风险,提高抗氧化能力。越来越多的研究表明,增加全谷物摄入,对预防糖尿病、心血管疾病、癌症、肥胖等具有潜在的有益作用。

对于健康人来说,建议全谷物的摄入量最好能达到主食的1/3,在种类和烹调方法方面也没有特殊的限制。然而,对于一些特殊人群而言,就要学会"挑"种类,选对烹调方法了。如肠胃不好的人,必须将全谷物打成糊状,或选择发酵后制成的食品。在很多人眼中,全谷物意味着难消化,是不适合肠胃功能差的人的。其实,并非所有的全谷物都难消化,比如小米、大黄米等颗粒较小,比较容易煮烂,很容易消化吸收,不会增加消化系统的负担,肠胃不好的人也可以放心食用。

6.绿叶菜该怎么吃

▶ 常吃绿叶蔬菜益处多多

● 对预防骨质疏松有益。绿叶菜中充足的钾、镁元素，能提高钙利用率，减少钙的流失，而维生素 K 对于钙元素沉积到骨胶原上是必需的。

● 对保护视力有益。绿叶菜能提供大量的胡萝卜素和叶黄素，这两种营养素均有利于眼睛健康，保护视力。

● 对预防维生素缺乏有益。绿叶菜不仅能够提供相当多的维生素 B_2，其中维生素 C 也很丰富。

● 对控制体重有益。绿叶菜膳食纤维含量较高，在一餐中食用半斤少油烹调的绿叶菜能有效增加饱腹感，延缓食物在胃里的排空速度，有利于控制食量。

● 对预防多种癌症有益。流行病学研究表明，增加蔬菜的摄入量，可降低多种癌症的患病风险，包括食管癌、胃癌、肺癌、乳腺癌、前列腺癌等。

● 对提高运动能力有益。深绿色叶菜中富含硝酸盐，而硝酸盐本身无毒，它在被人体摄入后缓慢地转变为一氧化氮，起到扩张血管、改善血液循环的作用，能提高运动能力。

▶ 烹饪绿叶菜时，如何才能有效保留其营养价值

● 购买新鲜绿叶菜：绿叶蔬菜在室温下存放 24 小时后，维生素的含量明显下降。温度越高，下降越快。因此，要尽量购买新鲜的绿叶菜。

● 先洗再切：绿叶菜中的 B 族维生素和维生素 C 属于水溶性维生素，如果先切好再水洗的话，水溶性维生素就会溶解于水中，降低蔬菜的营养

成分，因此要先洗再切。

● 生吃：对于一些可以生吃的菜，比如生菜、紫甘蓝，保留其营养价值的最好方法就是生吃。

● 不要过早切菜：蔬菜被切碎后，其中所含的维生素 C 接触到氧气，会发生氧化反应，从而造成营养流失。因此最好是即将要炒菜时再切菜，不要让切好的蔬菜在空气中放置时间过长。

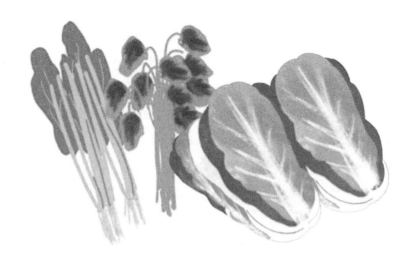

● 急火快炒：青菜中的酶在过高的温度下会失活，采用高温快炒的方式可减少维生素 C 的损失。

● 淀粉勾芡：烹调时加少量淀粉可使菜叶鲜嫩，同时还可以减少蔬菜中维生素 C 的流失。

● 焯水：制作烩菜或凉拌菜时，先将菜进行焯水，可以除去异味。焯菜时应火大水多，在沸水中快速搅拌后即捞出冷却，这样不仅可以保持菜的色泽和口感，还能减少对维生素 C 的破坏。某些蔬菜因含有较多的草酸，不利于人体对钙和铁元素的吸收。因此对于草酸高的绿叶菜，可以用热水余一下，再凉拌吃，如菠菜、牛皮菜等。

7. 肉类如何选择如何做

选择肉类食物有两个原则：

一是体积越小的动物越好。日常生活中的最佳肉食当数虾肉、鱼肉、鹅肉、鸭肉、鸡肉，其次才是羊肉、猪肉和牛肉。鹅肉和鸭肉的化学结构很接近橄榄油，经常食用具有降低人体血液内胆固醇的作用，对心脏保健很有好处。鱼肉蛋白质吸收率很高，所以特别适合中老年人尤其是身体虚弱的人。鱼头富含磷脂等人体必需的营养素，而鱼腹部丰富的鱼油则是对身体有益的不饱和脂肪酸。此外，和鱼相比，虾里的钙和镁的含量更加丰富，并且虾中特有的虾青素具有抗氧化、防衰老的作用。

二是颜色越浅的肉类营养成分越好。肉食类以颜色的有无及深浅可分为三大类：第一类为色泽鲜红或暗红，如猪肉、牛肉、羊肉等。第二类为浅红色或嫩白色，如鸡肉、鸭肉、鹅肉、兔肉及鱼肉等。第三类为几乎无色，主要是水生贝壳类动物肉，如蛤肉、牡蛎与蟹肉等。浅色肉和无色肉中的饱和脂肪及胆固醇含量明显低于红肉。

据估算，人类烹饪肉食的历史已经至少有 25 万年了，肉经适当的烹饪，很多坚硬的纤维和结缔组织被分解，更容易咀嚼和消化，营养也更容易被吸收。烹饪能杀死肉中的有害细菌，如沙门氏菌和大肠杆菌。好的烹饪方法，能最大化降低营养的流失，产生最少的有害物质，最大限度地提高其营养价值。而如果烹饪方法不得当，不仅会造成大量营养的流失，甚至可能产生一些有害物质，带

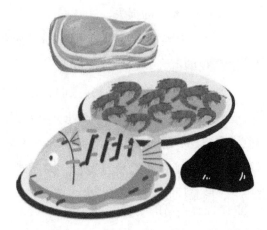

来安全隐患。

从健康的角度来看，烹饪肉食的最好方式是清蒸、炖煮，真空低温烹调也不错。一些当下很受欢迎的做法，如烧烤和油炸，实际上会产生大量的有毒物质，建议尽量少吃。而在相对较低的温度下烹饪的炖、煮、余、熘等方式，不仅安全性更高，食物的营养成分也得到了更大程度的保留，因此为了健康，还是要尽量选择这些烹饪方法。如果非要烧烤或油炸，最好采取一些有效措施来降低风险，如上浆、吸去多余油脂、使用健康的油等。

8. 长寿之钥：坚果与种子

坚果是植物的精华部分，营养丰富，蛋白质、油脂、矿物质、维生素含量均较高，对人体生长发育、增强体质、预防疾病有极好的功效。有研究表明，每周食用两次以上坚果能够降低人们患致命心脏病的风险，对心脏病、癌症、血管病有预防和治疗作用，同时还可明目健脑。常见的坚果有核桃、杏仁、开心果、巴西坚果、榛子、松子、夏威夷果等，常见的油脂类种子有亚麻籽、芝麻、葵花籽、南瓜子、腰果、花生、紫苏籽等。

▶ 核桃

核桃含丰富的 $\omega-3$ 脂肪酸和优质的蛋白质，同时富含镁、铜、叶酸。适当食用可以有效防治心脑血管疾病，还可以保护神经元、抑制脑功能衰退、改善认知能力等，对防治糖尿病、肺病、皮肤病、脱发，以及清除体内废物也有卓越功效。

▶ 杏仁

杏仁含有丰富的单不饱和脂肪酸、氨基酸、维生素E、叶酸、镁、铜、钾等营养素。它有助于降低"坏"胆固醇值，降低血脂，促进心脑血管健康。还可以减少掉头发，改善皮肤炎症、皮肤疾病。

▶ 开心果

在坚果中,开心果的热量和脂肪含量最低,但营养却非常丰富:①含有多种维生素、矿物质、不饱和脂肪酸、植物固醇、抗氧化成分和纤维素等有益成分;②含有丰富的叶黄素和玉米黄素,有助于延缓眼睛老化,预防白内障,黄斑病变;③含有类胡萝卜素,可降低子宫癌、乳腺癌等癌症和眼科疾病的发病风险,帮助维持身体健康。

▶ 腰果

腰果含有大量单不饱和脂肪酸,以及丰富的维生素 B_1、维生素 A,能补充体力、消除疲劳,使皮肤有光泽、气色变好。常吃腰果有强身健体、提高机体抗病能力、增加体重等作用。腰果还具有催乳的功效,特别适合产后乳汁分泌不足的妇女。

▶ 南瓜子

南瓜子含有丰富的不饱和脂肪酸、抗氧化剂和纤维素,也富含钙、镁、锌和卵磷脂。可预防骨质疏松,提高免疫力,给大脑提供营养,有缓解脑部疲劳、集中注意力、增强记忆力、预防失智症的效果。它能强化肝的解毒能力,预防脂肪肝,与亚麻籽搭配食用,特别有利于心脏和肝脏的健康。它含有天然植物性雌激素,可缓解围绝经期妇女暂时性疼痛、头痛、关节痛等围绝经期综合征症状。南瓜子还能有效改善便秘,预防营养不良。

▶ 葵花子

葵花子含有丰富的不饱和脂肪酸(亚油酸)、氨基酸、叶酸、硫胺素、维生素 E、植物固醇以及矿物质(磷、铁、硒、锌)等,具有抗氧化、抗炎症、抗癌的作用。它含有大量硒,可清除体内自由基,延缓身体组织衰老,提升甲状腺机能,对提高视力也有很好的效果。

▶ 芝麻

芝麻含有丰富的优质蛋白质、B族维生素、维生素E，以及具有强效抗氧化作用的芝麻素。芝麻素的抗氧化效果，甚至比抗氧化维生素中的佼佼者——维生素E更好。常吃黑芝麻，有助于皮肤美容、防衰老、排毒、保持头皮健康、改善风湿性关节炎。芝麻所含的氨基酸(苯丙氨酸)具有制造男性精子的功效。黑芝麻中钙含量较高，对孕产妇健康、婴儿的生长发育、老年人的骨关节健康、缓解失眠等都有较好的效果。

▶ 紫苏子

紫苏子含有丰富的ω-3脂肪酸，可抑制血栓生成，改善血管状态，对出血性脑卒中有很好的疗效。其所含的类黄酮可以预防癌症发生。紫苏子中所含的食物纤维很丰富，可促进肠道蠕动和吸收。紫苏子中维生素E含量较高，是极佳的健康和美容食品。

坚果虽好，但由于其脂肪含量较高，属于高能量食物，不宜多吃，《中国居民平衡膳食宝塔(2022)》推荐每日大豆及坚果类摄入量以25~35 g为宜。

9. 豆类食物不能忘

我国对大豆的营养价值早有认识，相关的许多民谣流传至今，如"要长寿，多吃豆腐少吃肉""每天喝豆浆，胜过服药汤""天天吃豆，不胖不瘦""从小常吃豆，又长骨头又长肉""和尚长寿，离不了豆"。这些都说明大豆对人体的生长发育、健康长寿具有重要作用。

▶ 大豆蛋白质——生命基石

人体细胞由蛋白质构成，各种生理活动都由"酶"来调控，而"酶"就是蛋白质。大豆中的蛋白质占40%以上，含人体所需要的8种必需氨基酸。

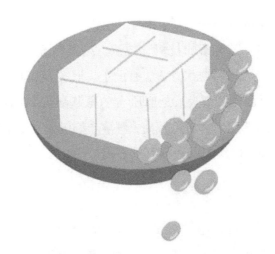

▶ 大豆低聚糖——变"废"为宝

低聚糖到了肠道中，能为有益菌提供充足的"饲料"，使有益菌大量繁殖起来。有益菌越多，有害菌就越受到抑制，使肠道内保持"微生态平衡"。

▶ 大豆异黄酮——延缓衰老

大豆异黄酮是一种强抗氧化剂，能对抗和消除超氧阴离子的"自由基"，具有抗衰老作用，防治骨质疏松症。异黄酮还具有雌激素活性，女性在中年后，补充大豆异黄酮，可弥补雌激素之不足，从而有效减少和避免更年期带来的不适症状。

▶ 大豆皂苷——非"参"胜"参"

人参之所以珍贵，就因为它含有丰富的人参皂苷。从大豆中提取的大豆皂苷，价格低廉，不是"参"却胜似"参"。它可以调节血脂、血压，预防心脏血管疾病，还有抑制凝血酶的作用，抗血栓形成的作用明显。

▶ **大豆膳食纤维——功效奇特**

大豆中含有较多的粗纤维。研究还发现，大豆能减少糖的分解和吸收，对糖尿病患者有自然降糖作用。

▶ **大豆中的其他营养成分——品种齐全**

大豆中所含铁、锌、镁、铜为大米、白面的 2~4 倍；含钙量为鸡蛋的 8 倍，牛奶的 36 倍，牛肉的 7 倍，小麦的 2 倍；含铁量为鸡蛋的 5 倍，牛奶的 60 倍，小麦的 3 倍；还含有磷、钾、硒等。大豆还含有叶酸、核酸、尼克酸、硫胺酸、胡萝卜素、核黄素等。目前市场上的核酸、大豆磷脂、提能大豆肽等保健品，都是从大豆中提取的。

10. 哪些食物会致癌

人们常说"病从口入"，生活中有很多食物被归为致癌物，我们要少吃，尤其是那些有基础性疾病的中老年人，尽量不要吃！

▶ **咸鱼**

咸鱼被列为一级致癌物是因为高盐食物中含有大量的亚硝酸盐，虽然其本身的致癌性不高，但是经过胃部消化分解就会形成致癌物亚硝胺。

▶ **槟榔**

槟榔其实是有很多危害的，不仅会造成口腔疾病，使牙齿变黑、牙龈萎缩等，还可以造成牙齿楔状缺损、牙齿脱落，最严重的是它可以导致口腔的癌变，如牙龈癌、舌癌等。且大量咀嚼槟榔还会造成中毒的症状，轻者可能有轻度的兴奋等。

▶ 烧烤食物

烧烤时肉类等脂肪类食物经过焦化与肉中蛋白质结合，会产生致癌物质苯并芘。如果经常食用被苯并芘污染的烧烤类的食物，会有诱发胃癌、肠癌的危险。

▶ 发霉食物

大米、小米、玉米、花生等食物霉变后会产生黄曲霉素。黄曲霉毒素早在 1993 年就被列为 1 类致癌物，可想而知它的毒性有多强。黄曲霉素食用后会在体内长期蓄积，不宜清除。长期食用霉变的米类、花生等食物易导致肝癌。

▶ 酒

研究表明，饮酒和八个部位的肿瘤发生有密切关系，包括舌癌、口腔癌、咽喉癌、食管癌、胃癌、胰腺癌、肺癌和肾癌。

▶ 加工红肉类

世界卫生组织(WHO)将加工肉类列为 1 类致癌物，可导致结直肠癌。调查表明加工红肉制品增加癌症风险的作用较肉类原料更强。

▶ 未煮熟的螺类

很多人钟爱螺类，但在烹饪过程中一定注意，要高温完全煮熟。未经过高温煮熟的螺类，其中所含华支睾吸虫不能被完全杀死，这种寄生虫一旦进入人体，会引起胆管发炎、肝纤维化和肝硬化等疾病。有医学研究资料显示，它们与胆管癌、肝癌的发生有密切关系。

▶ 隔夜蔬菜及酸菜

隔夜蔬菜及酸菜含有较多的硝酸盐，长时间放置，会在细菌的作用下分解为亚硝酸盐，有致癌作用，即使加热也不能去除。

▶ 蕨菜

2011 年，蕨菜（欧洲蕨）被世界卫生组织列为 2B 类致癌物，意味着它已被证实对动物有致癌性，对人可能致癌。其中含有原蕨苷、黄碱醇类化合物、蕨内酰胺等致癌物。

▶ 高盐膳食

流行病学调查发现，食盐摄入量高可增加患胃癌的风险。食盐本身并非致癌物，但高盐饮食可导致胃黏膜保护层受损，引起慢性炎症反应及癌前病变等。控制饮食中食盐摄入量有助于预防胃癌。

▶ 高脂肪膳食

一般认为脂肪，尤其是来自肉类的饱和脂肪是癌症的主要膳食危险因素，与乳腺癌、结肠癌等的发生关系密切。控制脂肪摄入量，尤其是控制来自红肉的脂肪，对减少癌症风险具有重要作用。

▶ 过烫的食物

一些不良饮食习惯，如常吃很热（烫）的食物、进食过快等都可损伤食管黏膜，产生慢性炎症，并增加患食管癌和胃癌的风险。

11. 钙要不要补

补钙与防治骨质疏松是老年人热议的话题之一。那中老年人到底要不要补钙呢？

人的骨骼在青少年时期不断增长，在 30 多岁达到顶峰，随后骨质开始慢慢减少，有必要适当补充钙。对于老年人而言，随着年龄不断增长，身体中的钙质也慢慢减少，更需要补充钙质。因此，老年人应该长期补充钙及维生素 D 以防止骨质疏松。

钙既可来自食物，也可来自服用的钙制剂。食物是身体每日所需钙质的最好来源，只有食物提供的钙达不到推荐量时，才应选择其他方法补钙。饮食上可以喝牛奶、吃绿色蔬菜、杏仁、黑芝麻等高钙食品；减少食用会导致钙质流失的食品，例如咖啡因、盐等影响钙质吸收或加速骨质流失的食品。注意维生素 D 的摄入，它对于保护骨骼和帮助身体吸收钙质具有重要作用。根据美国膳食营养参考摄取量，50 岁以下者，每日需

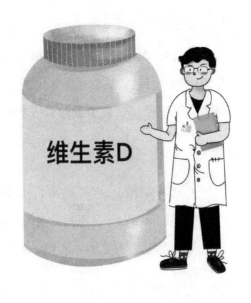

维生素D

要 400~800 UI 的维生素 D；50 岁以上者，每日需要的维生素 D 增长到 800~1000 UI。与补钙一样，是否需要服用维生素 D 制剂，应当看人体内由阳光转化和从食物摄入的维生素 D 能否满足身体需要。

但需要注意的是老年人并非补钙越多越好，因为人体对钙质的吸收是有一定限度的。过多的钙不仅对人体无益，还可能造成其他危害，比如导致高钙血症、结石等。

12. 高血压患者饮食须知

2022 年 11 月 13 日,《中国高血压临床实践指南》发布, 将中国成人高血压诊断标准由 ≥ 140/90 mmHg 下调至 ≥ 130/80 mmHg。据估算, 中国高血压患者数量将由 2.45 亿人增至近 5 亿人。这意味着, 每三个人中, 就有一位高血压患者。高血压的发生与生活方式等密切相关。因此, 膳食方式及生活习惯等非药物的防治方法日益引起医学界的重视。合理调整膳食在高血压的治疗中十分重要。

《中国高血压临床实践指南》建议, 对于所有诊断为高血压的患者, 推荐应用低钠盐替换普通盐, 每日摄入钠减少至 2000 mg (即 5 g 氯化钠以下), 每日摄入钾 3500~4700 mg。

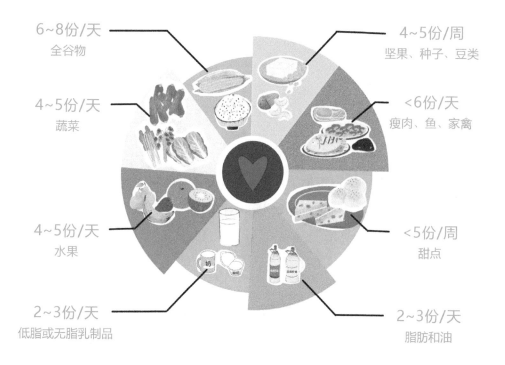

6~8份/天
全谷物

4~5份/天
蔬菜

4~5份/天
水果

2~3份/天
低脂或无脂乳制品

4~5份/周
坚果、种子、豆类

<6份/天
瘦肉、鱼、家禽

<5份/周
甜点

2~3份/天
脂肪和油

目前比较流行的一种高血压饮食方式——DASH饮食(高血压防治计划的饮食模式)是美国国家心肺和血液研究所(NHLBI)推出，已经被美国各大医院采用，是一种富含蔬菜、水果、低脂乳品、果仁、白肉，减少红肉、饱和脂肪和含糖饮料的饮食模式。

DASH饮食优势在于低脂肪、低胆固醇、高钙、高钾、高镁、高膳食纤维。具体实施方式需要结合年龄、性别、基础疾病情况、饮食方式、运动能力等进行综合评估，需要在专业的营养师监督下实施。

13. 糖尿病患者的饮食调节

糖尿病治疗的"五驾马车"有：饮食、运动、监测、教育和药物治疗。糖尿病患者需维持理想体重，饮食调节是至关重要的，须遵循总量控制、平衡膳食、定时定量、少量多餐的健康膳食原则。

▶ **总量控制**

根据患者身高、体重及活动强度计算出每天的主食量，严格控制食物总量。

▶ **平衡膳食**

五谷类、果蔬类、肉蛋类、豆乳类要均衡吃，油脂类适量吃。提倡多饮水，最好选择温开水，每日需达到1500~1700 mL。

▶ **选用五谷类主食**

选用主食时要以"吃干不吃稀"为原则，尽量避免各种稀饭和粥类。注意粗粮和细粮搭配，可以吃由"玉米、大麦面"组成的二合面或"玉米、大麦面、荞麦面"组成的三合面的馒头，也可以吃"大米、绿豆"组成的二米饭或"大米、绿豆、燕麦"组成的三米饭。当然也可以根据个人喜好，在一天三餐中可安排 1~2 餐粗粮、1~2 餐细粮，这样既能摄入较多的膳食纤维、维生素及无机盐等微量营养素，又可以改善餐后血糖，同时，粗细粮搭配可避免过多含嘌呤食物的摄入及消化不良的发生。

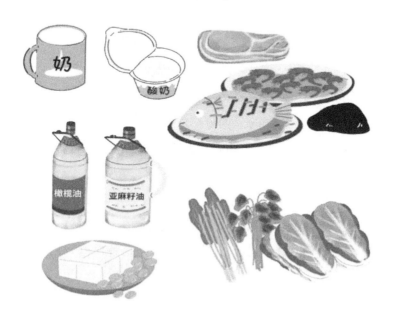

▶ 保证果蔬类摄入

每日保证摄入 500 g 蔬菜类，如白菜、菠菜、西红柿、黄瓜等。可以适量吃水果，但必须在两餐之间吃，吃水果时上一餐需少吃半两主食。每次可进食 150~200 g 含糖量较少的水果，如蓝莓、猕猴桃、柚子、草莓等，慎食枣、葡萄、香蕉等含糖量较高的水果。一般空腹血糖不超过 7 mmol/L、餐后 2 h 血糖控制到 10 mmol/L 以下、糖化血红蛋白在 7.0% 以下时才能吃水果。同时建议吃水果时监测血糖：如果吃水果前后血糖相差不超过 2 mmol/L，吃 150 g 该品种的水果是没有问题的。如果吃该水果后比吃前血糖升高超过 2 mmol/L，就需要减少食用数量，或更换其他种类的水果。

▶ 控制油脂类摄入

宜用植物油，忌食动物油，每日油脂的摄入量控制在 25 g 以下。

▶ **鼓励食用豆制品**

豆制品包括豆浆、豆腐、豆腐干、豆腐脑等，营养价值比较高，鼓励经常食用。

▶ **合适的烹调方法**

尽可能选择不用烹调油或者油很少的烹调方法，如蒸、煮、炖、焖、凉拌等，少用煎、炸等需油多的烹调方法，食物以清淡为主。烹饪时的调味品，需限制糖，少用酱油和盐，每日盐的摄入量控制在 5 g 以下。

▶ **正确的用餐方式**

进餐时首先要对进餐的种类及热量心中有数，细嚼慢咽。进食顺序可以为先吃蔬菜再吃肉，最后吃饭，这样可以有效缓解血糖升高。

▶ **忌酒、烟**

吸烟会引起血糖水平升高，降低胰岛素敏感性，与糖尿病的大血管和微血管并发症均存在相关性。因此，糖尿病患者禁止吸烟。饮酒不利于血糖控制，空腹饮酒会出现低血糖，长期饮酒会导致肝功能损害，血糖控制不佳者更不宜饮酒。所以糖尿病患者谨慎喝酒。

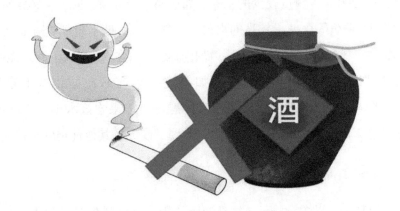

14. 慢性肾病患者的饮食讲究

慢性肾病是一种常见病，需要长时间治疗和调理，所以在日常饮食方面，需要十分注意。那么慢性肾病患者的饮食需要注意哪些方面呢？

▶ **补充足够的热量**

能量供给要充足，才能保证低蛋白饮食下蛋白质被充分利用，维持人体正常的生理需要。热量高而蛋白质含量低的食物有：土豆、藕粉、粉丝、芋头、白薯、山药、南瓜等。必要时可以在专业营养师的指导下选择低蛋白或无蛋白主食替代一部分普通主食，这样既可以保证充足能量，又有助于维持残余肾功能。

▶ **注意优质蛋白质的摄入量**

富含优质蛋白质的食品主要包括鸡蛋、牛奶、肉类以及大豆制品。大豆蛋白一直都被认为是肾病患者的饮食禁忌，但近几年来大豆蛋白对肾脏的有益作用受到相当大的关注，尤其是其改善脂代谢方面优于动物蛋白。食用富含植物雌激素的植物蛋白能明显延缓肾脏疾病的发展。因此，肾病患者可以进食一定量的大豆制品，但需要在专业营养师指导下定量摄入。

▶ **控制饮水量**

正常人尿量一般为每天 1000～2000 mL，饮水不受限。急性肾炎、急性肾衰少尿期、肾病综合征患者和慢性肾衰竭伴少尿浮肿者，均要控制饮水量，其饮水量以前一日尿量加 500 mL 为宜，尿量增加时喝水限制也可以放宽。

▶ 注意低盐饮食

肾病患者如出现浮肿、高血压时，应限制盐的摄入，一般以日摄入量2~4 g为宜。高度水肿的患者应低盐甚至无盐饮食，不进或少进高盐食物，如味精、蚝油、咸菜、各种酱料、盐腌制品、皮蛋、火腿、香肠等。

▶ 注意低脂饮食

多食用植物脂肪，少食用动物脂肪，将每日植物油摄入量控制在60~70 g以下。植物油包括豆油、花生油、葵花油、橄榄油等，其代替动物脂肪作为能量的来源时，有预防动脉粥样硬化、降低胆固醇的作用。

▶ 尽量避免食用高钾食物

因肾小球滤过率下降，出现少尿症状及患有尿毒症时，食用高钾食物可造成钾潴留，严重时可危及生命。

• 高钾水果：红枣、鲜枣、芭蕉、菠萝蜜、黑加仑、山楂、香蕉、桂圆，以及各种果脯、水果干和鲜榨果汁。

• 高钾蔬菜：慈姑、黄花菜、笋、胡萝卜、毛豆、芥菜、菠菜、苦瓜、韭菜。

• 其他高钾食物：红薯、马铃薯等薯类，生鱼片、虾、鱿鱼等海鲜类，各种功能饮料，低钠盐、减盐酱油类调味料，蔬菜汤、荤汤等汤汁，番茄酱、甜面酱等酱料。

▶ 少食含磷高的食物

如小米、绿豆、腐竹、花生、葵花籽、核桃、芝麻酱、猪肝、猪肺等。

15. 痛风患者的饮食注意

痛风多见于肥胖、嗜酒、贪吃大餐者,饮食过量、感染、劳累、潮湿等因素均可诱发痛风的急性发作。由于尿酸是嘌呤的最终代谢产物,食物中嘌呤的摄入量直接影响血尿酸水平和痛风的发作,因此,营养治疗是痛风病的重要基础治疗手段。

营养治疗的目的是尽快终止急性症状,预防急性关节炎的复发,减少并发症的产生或逆转并发症。痛风病营养治疗的原则是减少外源性和内源性尿酸的生成,促进人体内尿酸的排泄。

▶ **限制膳食中嘌呤的摄入量,减少外源性尿酸生成**

正常人每天的嘌呤摄入量为 600~1000 mg,痛风患者应长期限制膳食中嘌呤的摄入量。急性痛风患者应选用极低嘌呤膳食,膳食中的嘌呤含量应控制在每日 25 mg 以下,缓解期可适当放开,但高嘌呤食物仍属禁忌。动物的内脏如肝脏、肾脏、肺脏等,以及鲭鱼、沙丁鱼、小虾、肉汁、肉汤中也含有较高的嘌呤,应严格限制食用。蔬菜中的香菇、黄豆芽、绿豆芽、芦笋、紫菜、豆苗菜等,也属于高嘌呤食物,应限制食用。

▶ **适当控制蛋白质摄入量**

正常情况下,蛋白质应占总能量的 10%~15%,摄入量不超过每天每千克体重 1 g。急性痛风发作时,蛋白质可按每天每千克体重 0.8 g 供给。可选用牛奶、奶酪和鸡蛋,尽量避免食用肉类、禽类和鱼类的内脏。由于嘌呤易溶于汤中,因此可将少量瘦肉、禽类在水中煮沸,弃汤后食用。

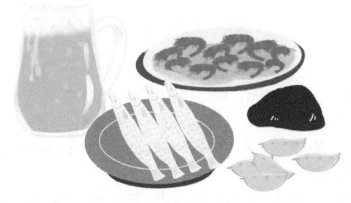

高嘌呤食物

▶ 限制饮酒

酒的主要成分乙醇可诱发糖异生障碍,导致体内乳酸和酮体积聚,乳酸和酮体中 γ 羟丁酸能竞争性抑制尿酸的排出,故过量饮酒可使血尿酸增高,诱使痛风发作。经常饮酒将促使机体产生大量乙酰辅酶 A,脂肪酸合成增加,甘油三酯进一步增高。而啤酒本身含有大量嘌呤,可使血尿酸增加。

▶ 多饮水,保证充足的液体量

如果患者的心肺功能正常,每天的尿量应保持在 2000 mL 左右,以促进尿酸排出。伴有肾结石者,每天尿量最好能达到 3000 mL。痛风性肾病致肾功能不全时,应根据病情适当限制水的摄入量。因此,一般痛风患者每天液体的摄入总量应达到 2500~3000 mL。最好选用白开水、茶水、矿泉水、果汁为饮料,尽量避免饮用浓茶水、咖啡、可可等,这些饮料虽然不会促使体内尿酸产生,也不在痛风石里沉积,但有兴奋副交感神经系统的作用,并可能会引起痛风发作。

16. 老年人腹泻怎么吃

老年人进食不当，如进食过凉、过硬、在冰箱存放时间过久不新鲜食物或刺激性食物时，都会突然出现腹泻。另外，老年人体质虚弱，外界温度急剧变化时，同样也可能引起腹泻。

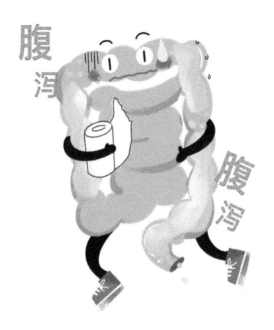

老人出现腹泻后，首先要明确病因，是饮食问题还是肠道本身问题，如果是后者，则需进行药物治疗，若是前者，则要先避免再摄入该类食物。其次是要针对腹泻具体情况进行止泻处理。在止泻过程中，合理的饮食可以缓解腹泻症状。腹泻初期，最好吃一些流食，比如浓米汤、稀藕粉、杏仁霜、去油肉汤、淡茶、过滤后的果汁等；情况好转后再吃一些半流食，如挂面、面片、白米粥、蒸蛋羹等。尽量不要喝牛奶，因为牛奶虽不含食物纤维，但对乳糖不耐受的老年人来说会加重腹泻，另外食用牛奶易出现胀气，在肠道修复期可能加重病情。

另外，还要注意少食多餐，食物温度也不宜过冷。如果是慢性腹泻，持续的时间较长，会造成身体中一定的营养损失。因此，最好选择既能补充营养，对肠道刺激又小的食物。腹泻时可以吃粥、面包、软面条、面片等，蛋类除煎蛋外，其他做法均可。

肉类如嫩瘦肉、鸡、鱼、虾，最好做得软烂一些；可以选择豆腐和含纤维少的蔬菜，如去皮胡萝卜、土豆、南瓜、冬瓜、茄子、丝瓜等。但记住，一定要做熟了再吃！食用生萝卜等容易出现胀气，也要少吃。腹泻时可适当减少食用生冷的水果。

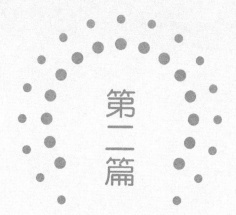

第
二
篇

安全用药

老年人用药常见误区

1. 吃药"有病治病，无病强身"

有些人把中成药当保健品，长期服用，认为中成药没有不良反应、很安全，甚至认为吃药是"有病治病、无病强身"，其实这种认知是错误的。虽然中药有时效果很好，但是有一些中药也是有毒性的，专业的中医师在使用这些药物时都十分谨慎。《黄帝内经·素问》《本草纲目》等多部医书中都提到了中药的毒性作用，如春秋战国时期的中医理论著作《黄帝内经·素问》中把中药分为大毒、常毒、小毒、无毒四类，并提出"大毒治病，十去其六；常毒治病，十去其七；小毒治病，十去其八；无毒治病，十去其九"的原则。从这些论述中，我们可以看到古人不仅认识到中药存在毒性，而且还懂得把握用之，即用有毒性的中药治病时，患者病情好转到一定程度就要停用。对中药毒性的认知，古人受条件限制，基本上是在平常用药中观察掌握的，很难深入而全面地掌握中药的毒性作用，隐患颇多。比如，对于服用后不久就出现中毒反应的中药，会知道该药有毒性；而对于反应缓慢、服用半月甚至数月才出现中毒反应的中药，就难以把握其毒性了。

现代药学家掌握了生物化学等先进检测方法，发现有毒性反应的中草

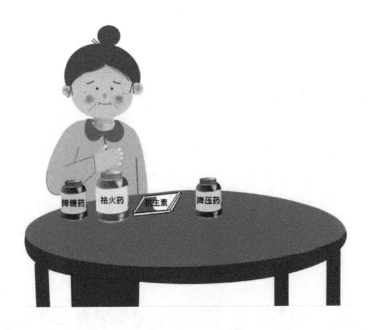

药比古代医书中所列出的要多很多。现代药物学在评价某一种药物的毒性反应时，特别重视其对胃、肝、肾等内脏的安全性。患者对胃的不良反应容易自我察觉，而对肝、肾的毒性反应则无从知晓，必须由科研机构通过实验才能得出结论。例如治疗类风湿性关节炎的昆明山海棠片、雷公藤片具有肾毒性，而患者在服药过程中，却往往无任何不良的感觉。患者在服中药汤剂时，排出的尿液常带有药味，原因是中药并不像西药那样经过提纯，汤药中既有治疗的成分，还同时含有许多与治病无关的物质，这些物质一般都通过肝细胞转化（俗称解毒）后再经泌尿系统排出体外，这就增加了肝、肾的负担。常见的中草药即使没有毒性，但长期使用也会加重肝肾负担，对身体造成损伤。

实际上，除小部分药食同源的药物如山药、薏苡仁、百合等之外，中药是一种药物，它不是补品，更不是普通的食物。有病吃药，无病就别吃，不可以长期服用。是药三分毒，中药无毒性的说法是没有根据的，吃中药也不是多多益善，"有病治病、无病强身"的错误观念必须转变。

2.生病要输液才好得快

在治疗疾病的过程中,有人认为输液比吃药好,一是方便,二是治疗效果好,所以有了病就想输液,不愿意吃药。这种认识是片面的。

一般情况下,输液的治疗效果确实比吃药快,因为输液时药物直接进入血液循环,很快就能到达全身各部位,从而迅速发挥疗效。吃进去的药则通常需要通过胃肠道消化代谢后才能被机体吸收,从而达到治疗效果。由此可见,输液可提高药物在身体里的利用率,避免药物的消化代谢反应,获得比吃药更快的疗效。

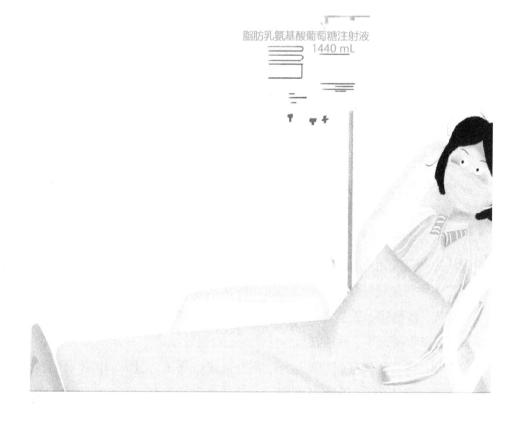

脂肪乳氨基酸葡萄糖注射液
1440 mL

然而，需要提醒大家的是，输液的风险比口服给药高。人体作为一个有机整体，有各项防御机制，如皮肤黏膜、免疫系统等。而输液这种给药途径会直接使得药物跳过胃肠道黏膜、肝微粒酶等一系列人体自身防御机制，直接入血，提升血药浓度。这其实是风险极大的治疗方式，因为任何药物的血药浓度一旦过高，就会从治病救人的良药变为杀人的毒药。口服给药途径，则是利用人体自身的防御机制，很大程度上保护了人体本身的安全，即便药效强度小，药物起效慢，但连续服用药物之后也能达到和输液一样的疗效。输液对于环境和操作均有较高要求，需要遵循无菌原则，并受到患者体质的影响，可能引起发热、过敏性休克、静脉炎等输液反应。输液药物中的微粒如果堵在细小的血管中，可能聚集，引起栓塞。

总之，打针注射并不一定比吃药好，甚至还为患者增加了一些不利因素，所以不是非打针注射不可，就不要打针，以减少不良反应发生的可能性。当然，一些患者不能吃药或吃药没有达到效果，还是要打针的。

3. 慢性病要终身吃药，越晚用越好

得了慢性病，在健康生活方式的基础上，需要长期按时按量用药，吃了一段时间的药，病"好了"，也不能擅自停药。因为吃着药病"好了"，不代表病真的好了，如果擅自停药，可能会使疾病复发。如果不能坚持服药，疾病控制不好，会增加患并发症的风险。因此慢性病需要终身服用药物。有些人认为一旦开始吃药就不能摆脱终身服药的枷锁了，因此一拖再拖，认为慢性病用药越晚越好，其实这是错误的认知。

首先，慢性病若不能及时采取措施干预，会造成很多并发症。如高血压患者，正常情况下，血液在血管流动时，对血管壁产生一定的压力，即血压。不管是血管硬化还是血管收缩，都会造成血管压力过大而产生高血压。如果不服用降压药，血压的持续增长会造成血管的损伤，导致疾病的发生，如动脉硬化、脑血管意外、肾脏疾病等，也是造成中风的主要原因。因此，

慢性病一旦确诊，需尽早干预，及早服药。

其次，长期服药不会造成药物成瘾。慢性病不能根治，需要长期服药来控制，但并不是身体有成瘾性了，咱们平时说的长期吃药容易成瘾，一般是指镇静催眠药和麻醉镇痛药。治疗糖尿病、高血压的这些药物，根本没有成瘾性，大家不用担心。

最后，严格遵照医嘱服用药物是安全的。大多数药物都会在肝脏或肾脏进行排泄，对于肝肾功能正常的患者而言，只要在医生指导下，按正确的药物剂量服用，是安全可靠的。

4. 高血压用药常见六大误区

高血压作为全球性治疗难题，现阶段尚无有效根治方法。当前高血压治疗以控制血压达标、减少心血管恶性事件的发生概率为目的。控制血压升高的有效方法，不是什么药物降压快就选用什么药物，而是综合考虑相关靶器官的状况，注意用药不良反应，结合患者自身情况科学选药。在高血压治疗问题上，人们常常陷入以下六大误区。

▶ 误区一：没有感觉，就没问题

血压升高后一般人会出现头痛、头晕、耳鸣、失眠等症状。但有些人却没什么感觉，这如同温水煮青蛙，血压慢慢地升高反而不难受了。没有感觉不等于没有危害，等到发生了心梗、脑梗、脑出血的时候就晚了。所以，血压升高了，只要符合药物治疗条件，无论有没有感觉都应该用药。

▶ 误区二：降压药不能随便吃，一旦吃了就断不了

降压药不是成瘾性药物，没有依赖，可随时停药。问题是不能随便停，因为一旦停药，血压可能会重新升高。高血压是个终身性疾病，多数需要终身用药控制。可以说，不是服药有依赖性，而是高血压有"依赖性"。当

然，有些早期无家族史的高血压患者，通过改善生活方式，血压能够恢复正常，可以不用药或在医生指导下停药。

▶ 误区三：开始不能用"好药"

与治疗感染性疾病不同，降压药作用的对象不是细菌，不会出现类似耐药的情况。所谓药好不好，不能以价格贵贱来评价，适宜个体、疗效好才是好药。好药不但降压效果好，不良反应小，而且对心、脑、肾等器官有保护作用，所以选择降压药，应综合考虑。

▶ 误区四：血压高时吃药，血压正常了就停药

血压达标不仅是指某一次或某一天血压达标，还需做到平稳达标、长期达标。长期达标指的是在大多数时间血压达标。高血压一旦发生，就需终生管理，需要长期服用降压药。患者用药后血压正常，是药物作用的结果，是药物控制下的平衡，停药后平衡被打破，血压会重新升高。高了用药，正常就停药，这种用药模式会导致血压总是处于波动之中，而心梗、脑梗等并发症都是在血压波动时发生的。因此，是否可以停药必须咨询专业医生。

▶ 误区五：血压降得越快越好

血压是逐渐升高的，降压也要逐渐下降。除了高血压危象等紧急情况外，不建议快速大幅度降压，否则容易出现脑供血不足等意外情况。因此降压治疗时必须要掌握缓慢、平稳的原则。大多数高血压患者应在4周内或12周内将血压逐渐降至目标水平，尤其是病程较长、有合并其他慢性疾病的老年患者，降压速度可稍慢。绝大多数的长效降压药需要1~2周才能达到最大和稳定的降压作用，因此不要急于更换降压药品种。对高血压急症，24~48小时内把血压缓慢降至160/100 mmHg即可。有些患者经常使用硝苯地平舌下含服紧急降压，这样也是不安全的。降压过快，可能会诱发心脑血管意外等情况。

▶ **误区六：血压越低越好**

有些老年人认为血压降得越低越好，这种认识不完全正确。血压降到何种程度，应视具体情况而定。老年高血压患者在能耐受的情况下，应逐步降压直至达标。建议最好将收缩压维持在 110~140 mmHg，过高或过低，并发症和死亡发生率都会增加。同样的道理，舒张压最好维持在 70~90 mmHg。尤其要注意以下三类人群：

①单纯性收缩期高血压患者，血压降得太低，会使舒张压过低，以致供血不足而发生脑血管意外。

②脑梗死患者，血压降得太低，容易再次发生脑卒中。由于血压有日高夜低的节律性，晚上血压比白天低，血流减慢，再加上脑梗死患者脑动脉硬化，若血压降得过低，第二天起床时很容易导致脑卒中复发。

③发生过心肌梗死的患者，舒张压不能降到 60 mmHg 以下，否则冠状动脉供血不足，可能再次诱发心肌梗死。

5. 抗生素使用五大误区

任何一种抗菌药都有一定的毒性和不良反应，尤其是对肝、肾等重要脏器会有一定损害；滥用抗生素还可造成菌群失调，使原来一些非致病的细菌或霉菌大量繁殖，患者可能发生更为复杂的并发症，尤其像侵袭性真菌之类的感染，病情往往非常严重，且难以控制，可危及生命。以下几个抗生素使用误区需要特别警惕。

▶ **误区一：抗生素就是消炎药**

很多人误以为抗生素就是消炎药。其实抗生素是用于抑制或杀灭人体内敏感病原微生物的，而消炎药是改善局部组织的红肿热痛等症状的。日常生活中经常发生的局部软组织的瘀血、红肿、疼痛以及过敏反应引起的接触性皮炎、药物性皮炎和病毒引起的炎症等，都不能使用抗生素来进行治疗。

▶ 误区二：发热就用抗生素

抗生素仅适用于由细菌或部分其他微生物引起的炎症发热，对病毒性感冒、麻疹、流感等给予抗生素治疗有害无益。即使是细菌感染引起的发热也有多种不同的类型，不能盲目地使用抗生素。比如结核菌引起的发热，常见的头孢类抗生素对此是无效的，最好还是在医生的指导下用药。

▶ 误区三：感冒就用抗生素

病毒或者细菌都可以引起感冒。一般感冒初期出现的头痛、流鼻涕、打喷嚏都是病毒感染症状，不适合用抗生素，只有当抵抗力下降后被细菌乘虚而入而合并细菌感染，先是引起鼻炎和咽炎，逐步发展为支气管炎和肺炎时，才可根据病情的进展酌情使用抗生素。

▶ 误区四：抗生素可预防感染

抗生素用于杀灭引起炎症的微生物，除围术期可用于预防切口感染外，并没有预防感染的作用，长期使用抗菌药可能会出现不必要的药源性损害，也增加了细菌的耐药性。

▶ 误区五：一旦有效就停药

抗生素的使用需要坚持一定的疗程。用药时间不足有可能没有效果，已经好转的病情也可能因为残余细菌作怪而反弹。如果见效就停药，症状复发再次用药，如此反反复复，会使细菌对这种药物产生耐药性。

6. 多吃补药能长寿

随着生活水平的提高和物质的极大丰富，老年人为了保持身体健康、延年益寿，会买很多滋补品大量食用。随着年纪的增长，老年人身体的各功能逐渐减弱，适当进补可减缓生理功能下降，延缓衰老。那么吃各种补药真的能长寿吗？这个问题的答案不是绝对的，有人吃各种补药的确达到了延年益寿的目的，但也有人不仅没起效果，甚至还把身体吃垮了，得不偿失。

比如大家都熟悉的一种补药——人参。说起人参，从古至今都被推崇为极品补药。人参的确有很不错的养生补益的效果，但滥用对身体是有很大伤害的。过度服用人参可能出现兴奋、喉咙刺激感、失眠、神经衰弱、高血压、皮疹、水肿、腹泻等症状。可见，人参虽然是补品，但食用不当同样也会害人。

氨基酸也是老百姓认为的强身健体的补药，然而它也是对那些营养不良的人才有用。在平时的饮食中，我们就能够吃到各种各样的氨基酸，只要注意饮食搭配，完全是没有问题的。没必要总是想买点来"补补身体""增强抵抗力""提高智力"之类的。

还有一些上了年纪的老年人，喜欢长期吃维生素 E 来抗衰老。近年来研究发现，维生素 E 会影响人体的免疫功能，大量服用会影响白细胞的杀菌能力，这样一来对内分泌、心血管、血糖等方面都有影响，甚至能引起肌肉无力化和肌肉萎缩。还有些人长期大量服用鱼肝油、维生素 A、维生素 D 之类的补剂，这可能会导致维生素 A 中毒，出现骨骼痛、头痛、呕吐、皮肤瘙痒、毛发干枯、脱发、厌食等症状。长期大量服用维生素 B 类，可能会出现肠胃不适、血管改变以及过敏的反应。

一般来说，平衡的膳食足以满足身体的营养需求，不需要额外进补。即使进补，也应该咨询医生的建议。

7. 吃药有不良反应，疾病症状控制后就停药

每种药物的不良反应不同，服用的剂量以及每个人的体质、耐受程度不同，造成不良反应影响的程度也不一样。首先需要明确是什么不良反应、是否严重、是否可耐受。若严重到危及健康，应立即去医院就诊；若长久未消，建议去医院就诊检查。因此并不是所有的药物出现不良反应就要立即停药，有些症状几天后即自行消失，所以患者不必急于停药。

有些老年人担心药物有不良反应，当疾病症状控制后就擅自停药，这也是不可取的。对于老年慢性疾病而言，没有症状不代表疾病已经治愈了，如糖尿病、高血压等慢性疾病需终生服药。目前的降压药、降糖药只能控制血压、血糖，但不能彻底根治疾病。擅自停药造成的血压/血糖波动不仅不利于疾病的控制，还会加重损害心、脑、肾等重要脏器。帕金森病也需终身服药，擅自减药和停药可能会导致症状的恶化。

8. 西药伤身，中药更好

中医中药是我国的瑰宝。随着中医养生的理念在社会上大力推崇，中药也受到越来越多人的肯定。相比西药，有人觉得中药治病更安全，毒性小，还能标本兼治，逐渐形成了一种"西药伤身、中药更好"的误区。中药是通过扶正祛邪的方法达到标本兼治的作用的，药性比较温和，药效比较缓慢、持久，让患者认为不良反应会比较少，因而可以长期使用。然而对于"中药比西药安全"这一问题，并不能简单地一概而论。

很多人主观意识里的中药还只是停留在养生保健的药食两用上，对中药品种缺乏全面的认识。中药区别于西药，多数来源于天然的动植物、矿物，其中很多就是我们日常生活中可以直接食用的，所以从心理上会给人

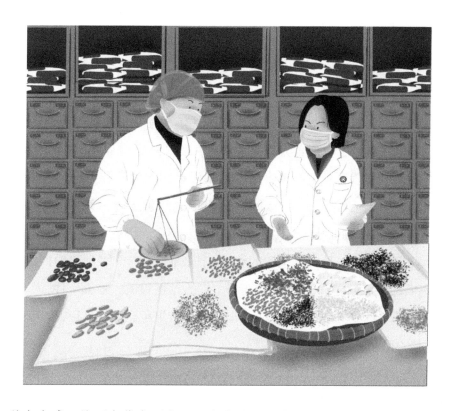

一种安全感。然而中药中还有一些本身就具有毒性的药物，例如，砒霜、马钱子、朱砂等，服用此类中药所致肝脏损伤的病例也不在少数。中药成分复杂，人体代谢过程及不同药物之间的作用机制也不明确，长期不合理服用中药，会加剧肝脏负担，严重的还会导致肝功能损害。此外，中药的过敏反应也不可忽视，目前发现的可致敏的中药已有100多种。

事实上，中医药体系完全不同于西医药的体系，不可简单地一概而论它们谁优谁劣。无论是对药物性质的认识，还是药物作用的方式，两者都有很大不同。中药在中医理论的指导下，其临床使用讲究辨证论治、合理组方、一人一方、随症加减。从药材的产地、保存、炮制到临床的使用，都会影响到用药安全。中药和西药各有自己的优缺点，无所谓哪个更好，只要能对症治疗，就是最好的治病药物。

9. 偏方治病效果好

我国民间流传着不少偏方、秘方，其中有些是群众长期防治疾病的经验结晶，但并不是所有的偏方都可取。医院里，经常会遇到不少使用偏方无效的患者前来就医，也有患者放弃原来效果不错的治疗方法，跑去吃偏方治病，耽误了治疗时机。比如，有一个偏方是鱼胆能治某些顽疾（如眼疾、咳嗽、哮喘、高血压、慢性支气管炎等），不少人因此吞服生鱼胆，殊不知，鱼胆胆汁内有一种叫氢氰酸的物质，能抑制体内40多种酶的活性，使细胞不能利用氧而导致"细胞内窒息"。它的毒性很大，无论生吞、煮熟还是泡酒，其有毒成分都不会被破坏，若食用，结果可想而知。因此，我们要牢记"偏方治病忌盲目"。

首先，相当一部分的民间偏方在人们的口传和手抄过程中，往往以讹传讹，将药名、成分、制法、用法、用量等搞错，加上药材本身也存在鱼龙混杂的情况，所以患者一定要去正规医院，接受正规的治疗。

其次，中医的精髓是"辨证施治"，所以"中医无偏方"，没有一服方子适合所有的患者，没有一服方子能解决任何问题。尤其是肿瘤患者，处于不同的治疗期间，中医治疗原则也不同。如放疗期间，不适合大量"以毒攻毒"的中药，而是以"养阴清热"为主；化疗期间则偏重"补益脾肾"；放化疗结束后、处于稳定期的患者，在"扶正"的基础上，可以服用抗肿瘤的中药，以预防转移复发。

最后，偏方中的药物可能与其他药物有配伍禁忌或增加毒性等问题。如糖尿病患者如服用格列本脲片，则忌人参、甘草，它们之间可能产生拮抗作用，降低药物的疗效。

10.这个药不错,推荐给亲朋好友都试试

我们吃到一个非常好吃的食品,通常第一反应就是告诉我们的亲朋好友,"你们也来尝一尝"。然而药品万万不可这样,你吃着有效的药品,对你的亲朋好友来说,却有可能是有害的。一些人听说别人的药物效果好就想换药,还有的人自己买了口碑好的药,效果却不如别人显著,甚至出现了明显的不良反应。这是因为药物能否发挥出理想效果,与用药者体质、疾病情况等很多因素有关。

首先,相同疾病,疾病严重程度可能不同。同样是高血压,某些轻度的高血压可能并不需要药物治疗,仅通过戒烟、适当运动、调整饮食习惯、调节不良情绪等生活方式的改变就能取得效果;而对于中、重度的高血压,还要根据患者情况选择一种或多种药物进行长期治疗。

其次,症状相同,病因不同,也不能照搬别人用药。如咳嗽是一种常见症状,它的病因很多,吸烟、哮喘、肺心病、肺结核病、心衰以及服用卡托普利等药物,均可引起咳嗽,其治疗或处理方法却大相径庭。如服用卡托普利引起的咳嗽,就需要根据医生指导更换降压药,根据症状盲目用止咳药物不但可能延误病情,还可能引起不良反应的发生。

最后,个体差异也影响药效。由于先天(遗传性)或后天(获得性)因素的影响,不同个体之间在身心特征上存在着差异,用药后的表现也不同。用药者的年龄、性别、身体状况甚至日常的生活习惯差异等,都可能对药物在体内的吸收、代谢产生影响。

特别提醒大家,别人用了效果好的药物不一定适合自己,选择药物不要只根据广告和别人的推荐;而自己正在用的药物,如果效果不好或者出现了严重的不良反应,也应该及时调整。如果拿不准不可随意用药,寻求医生或药师的指导,才是保障健康最好的做法。

11. 三七能活血，都来试一试

　　三七为常用的传统中药，三七粉是取三七中药材、洗净、干燥、粉碎、过筛而成，其制作简单、使用方便、价格合理，在居家保健中受到重视，成为中老年人常用的药食同源中药之一。那么，三七都有哪些药理作用？是不是所有人都可以试一试呢？

　　三七主要含有皂苷类化合物（三七总皂苷）、黄酮类化合物、多糖类化合物、三七素等成分。其中，三七总皂苷可改善血管内皮功能、抑制血小板聚集，具有抗血栓形成的作用，适用于心脑血管疾病预防和治疗；黄酮类化合物还具有抗氧化、抗菌、抗病毒、免疫调节等作用；多糖类化合物具有抗炎、免疫调节活性等作用。有资料表明，三七对肝癌、肺癌、乳腺癌、结肠癌和前列腺癌等癌症的癌细胞等有较强的抑制作用。

　　三七虽好，但其具有活血化瘀的作用，所以，以下几类人群是不宜用三七的：①孕妇。使用三七可能会导致流产、早产。②血虚或血热出血的患者。使用三七可能加重出血症状。③月经期间的妇女。月经期间使用三七会加重月经期的经血量。但是对于血瘀型的月经不调的患者，我们可以通过咨询医生，在复方中使用三七。④对三七过敏的人。如果曾经对三七过敏，肯定是要慎重使用的。

　　中老年人可根据自己的生理和健康状况，在医生和药师的正确指导下，安全合理地使用三七来进行身体保健、疾病预防和治疗。

科学用药这么做

· · · · ·

1. 什么是药品？保健品是不是药品

想要科学用药，首先我们要清楚什么是药品。药品是指用于预防、治疗疾病的，有目的地调节人的生理机能并规定有适应证或者功能主治、用法和用量的物质，包括中药材、中药饮片、中成药、化学原料药及其制剂、抗生素、生化药品、放射性药品、血清、疫苗、血液制品和诊断药品等。

随着物质生活水平的提高，人们对健康的关注和维护意识越来越高，舍得花钱买保健品，以求得健康和延年益寿。不少的老年人认为保健品可以治疗疾病，错把保健品当药品，不知道保健品也是有适应证的，滥用保健品可能打乱体内的平衡、加重身体的负担。

作为功能食品，保健品与药品有本质的区别，主要表现在以下几点：

● 保健品不能治疗疾病。药品是指用于预防和治疗疾病，有目的地调节人的生理机能并规定有适应证或者功能主治、用法和用量的物质。保健品是指具有特定保健功能或者以补充维生素、矿物质为目的的食品，即适宜于特定人群食用，具有调节机体功能，不以治疗疾病为目的。

● 保健品注册和上市的要求更低。对于保健品来说，按照国家有关保健食品检验与评价技术规范等要求，进行安全性毒理学等试验，不需经过临床试验便可经注册后投入市场。

- 保健品生产过程和质量控制标准更低。保健品可以在食品厂生产，其生产过程的标准一般比药品的生产标准低。

保健品也是有适应证的，在选择保健品时需要注意以下几点：

- 明确需要调补的性质。人体有五脏六腑，一般调补宜以五脏为主，主要应根据各脏器的生理功能进行调补，例如肺脏就要选补气与补阴两类。

- 注意调补的季节和时间。俗话说"三九补一冬，来年无病痛，今年冬令补，明年三伏虎"，这说明了进补选好时间与季节的重要性。

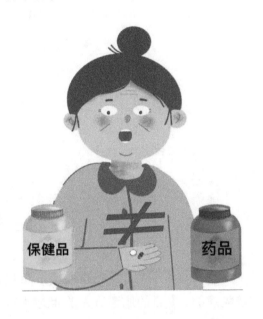

- 根据性别、年龄及职业的不同选择调补。一般来说，妇女以血为本，调补以补血为主；男性调补重在健脾益肾；脑力劳动者心血易耗，调补宜养心益脑；体力劳动者易耗气伤阴，宜气阴双补。老年人还可以适度选择具有增强免疫力的保健品及调理胃肠功能的益生菌类保健品等。前提是必须选择国食"健"字号，如果是需长期服药的老年人，最好将自己的身体状况和用药情况告诉医师或营养师，以获得更有针对性的营养素补充建议。

- 按剂量补充。对于钙、维生素等营养补充剂，老年人需要在医师的指导下按剂量补充。

保健品与药品有诸多不同之处，最关键的是保健品不像药品那样有明确的药理作用或功效、适应证和临床疗效。人们不要以为保健品无毒又有相应保健功能，可以没病防病、有病治病，而盲目地用于某些疾病的治疗，否则会延误病情，耽搁治疗。切记，保健品不是药品！

2.正确阅读药品说明书

药品说明书是由国家食品药品监督管理局核准,指导医生和患者选择、使用药品的重要参考,也是保障用药安全的重要依据,是具有医学和法律效应的文书。当我们看到药品说明书时,就像拿到药品的"身份证",第一项就是药品名称,这里包括通用名(中文汉字、拼音、英文)、商品名和化学名,就像人有正式名字、昵称一样。西药还会列出药品的照片——化学结构式,结构式决定了药物的一切内在性质,结构式不一样就像换了"身份证",就不是本人了。药品也有身份证号——批准文号,这是具有唯一性的,可以在食品药品监督管理总局的网站上核实,没有批准文号或文号不符,均可作假药投诉。

×××片说明书

【药品名称】:
通用名称:×××片
英文名称:××××××
汉语拼音:××× ××× ××× pian
【化学结构式】:
【适应证】
【禁忌】
【用法用量】
【不良反应】
【注意事项】
【批准文号】:××××××
......

在服药前不看或者看不懂药品说明书，这就会给用药带来安全隐患。那么如何阅读药品说明书呢？

● 看清药品名称：有时一种药品有多种药名，如通用名、商品名等。药品的通用名称是国家药典采用的法定名称，不论哪个厂家生产的同种药品都只能使用该名称。商品名称是药厂通过注册受法律保护的专有药名。生活中我们购买非处方药，只看商品名很容易造成重复用药。因此只要弄清楚药品的通用名，就能避免重复用药，因为一种药只有一个通用名。

● 掌握适应证：适应证指药品适用于治疗哪些疾病。一定要注意药品的适应证，只有对症下药，才能达到治病的目的。

● 药物的用法用量很关键：不同的药物分别要求在饭前、饭后或饭时服用。遵照规定服药，有利于药物的吸收和避免不良反应。药物的用量，应根据年龄、体重不同而区别。说明书上的用量大都为成人剂量，60岁以上老年人通常使用成人剂量的3/4。具体用法、用量可咨询医师和药师。

● 重视说明书中的禁忌证和注意事项。

● 认真对待药物的不良反应：药品说明书上所列的不良反应，不是每个人都会发生。药物不良反应的出现与很多因素有关，如身体状况、年龄、遗传因素等。不要看到说明书上列了许多不良反应就不敢用药了，在用药时出现不良反应，轻微而又需继续治疗的，可以一边治疗一边观察，同时向医师及药师咨询，较严重的应立即停药到医院就诊。

3. 注意看药品的使用有效期

药品效期有两种说法：药品有效期和药品失效期。药品有效期是指药品在规定的贮存条件下能够保持质量的期限。失效期是指药品在规定的贮存条件下，其质量可能达不到原定标准的要求的期限。

国产上市药品有效期一般有以下几种表示方法。

(1)直接标明失效期：如"失效期：某年某月"，是指该药在该年该月的

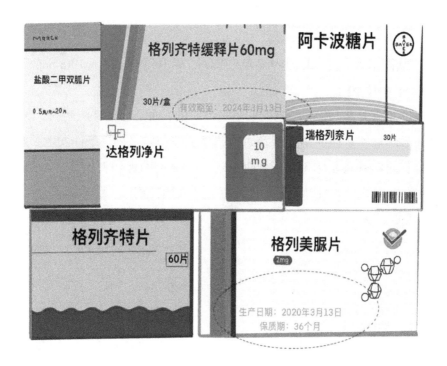

1 日起失效。如标有"失效期：2019 年 11 月"的药，只能使用到 2019 年 10 月 31 日。

（2）直接标明有效期：一般表达为"有效期至某年某月"，是指该药可用至有效期最末月的月底。如标有"有效期至 2022 年 7 月"的药，该药可用到 2022 年 7 月 31 日。也可表达为"有效期至 2022.07""有效期至 2022/07""有效期至 2022-07"等，年份用 4 位数表示，月份用 2 位数表示（1~9 前加 0）。

（3）进口药品有效期是如何表示的呢？进口药品常以"Expiry date"（截止日期）表示失效期，或以"Use before"（在之前使用）表示有效期。各国药品有效期的标注方式不完全相同，有时难以辨别，为避免造成差错，应了解不同的写法，并注意识别。

● 美国：按"月/日/年"顺序排列，如 9/10/2022 或 Sep. 10th 2022，即 2022 年 9 月 10 日。

● 日本：按"年/月/日"顺序排列，如 2022/9/10，即 2022 年 9 月 10 日。

● 欧洲国家：按"日/月/年"顺序排列，如 10/9/2022 或 10th Sep. 2022，即 2022 年 9 月 10 日。

值得注意的是，药品的有效期不是绝对的，而是有条件限制的，该条件就是药品的标签及说明书中所指明的贮存条件。如果贮存条件发生了改变，药品的有效期就只能作为参考，而不是一个确定的保质时间了。一旦药品从原包装内分出，如拆开盒子、打开瓶盖等开始使用时，则不再适合长期保存，应及时使用。

4. 药品存放需注意

药品一旦在理化性质上出现变化，就会发生变质和失效的现象，导致药物失去了本身的作用，甚至还会在服用之后发生不良反应。那么如何正确地保存药品，保证药品的稳定性和药效，确保用药安全呢？

▶ 避光、干燥

保存药品一定严格遵守密闭、避光的原则。西药大多是化学制剂，阳光中的紫外线会加速药物变质，遇光后会使颜色加深，药效降低，甚至产生有害的物质。要注意避免药品在太阳直射下暴晒，同时也不要放在汽车里。在保存药品环节中，保持干燥是非常重要的。部分药品包装内存有棉球或者是干燥剂，药品开封之后就要立即将其丢弃，不然其会吸附水汽，使药品逐渐潮湿、变质。另外需要特别注意的是铝塑装药，也就是俗称的"板装"药，这种包装方式的胶囊或药片被独立地封存在塑料泡中，干燥性相对比较好，有些药每次服用只需要半片，如果用药的间隔不超过24 小时，可以将剩下的半片药片直接放回到塑料泡中，但要注意远离潮湿的环境。

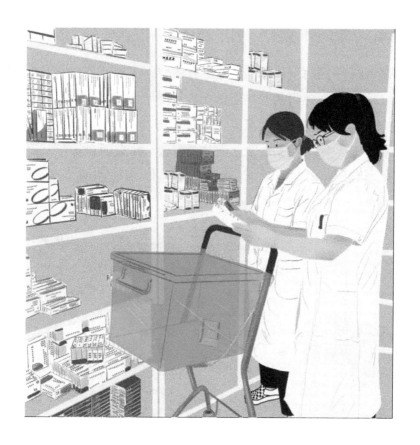

▶ **储存温度要适宜**

　　部分药品要求冷藏保存，但不是什么药都能塞进冰箱的，具体可参看药品说明书。我国药典明确规定了药品的几种储存温度：①"冷冻"，指维持零下15℃。疫苗通常以此温度保存，并由专业机构设立相关保存设施。②"冷藏"，指2~8℃，通常指家用冰箱的冷藏柜。如糖尿病患者的注射用胰岛素在未拆封时，宜存放于2~8℃的环境中。这个温度区间也可用来短期存放疫苗。③"阴凉"，指不超过20℃。④"常温"，指10~30℃。药品说明上注明需要干燥保存的药品，都不要放进冰箱，放在家中避光、阴凉处即可。

▶ **分门别类，做好标记**

药品有别于一般的生活用品，为了自己与家人的用药安全，存放时要多加留意。药品分为外用药与内服药，两者使用方法不同，放在同一容器中可能会导致误食外用药的情况。许多外用药对身体有强烈刺激性，误服外用药可能会造成不良后果，因此需分开存放，并有明显标记。原包装完好的药物，可以原封不动地保存。散装药应按类分开，并贴上醒目的标签，写清存放日期、名称、用法和用量。

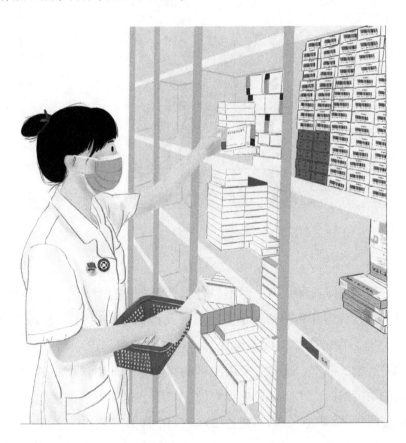

▶ **定期清理过期药品**

口服盒装药的外包装（包括锡箔、铝箔和纸包装）如果没有损坏，依标注的有效期限计算保存期。一旦打开外包装并将药品拆零分装，药品会直接暴露于空气中，已无法达到原本适宜的条件，而且新包装也有别于原包装，此时药品有效期可重新推算。一般情况下，药品重新分装后的有效期为自重新包装之日起不超过6个月，或（药品有效期−已启用时间）×25%。这两者中取期限较短者。①口服散装片剂或瓶装片剂分装后，也按如此计算的分装有效期进行保存，发现药品有异状如变色、非外力破碎等应丢弃。②口服溶

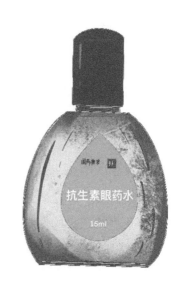

液剂（包括口服水溶液或悬浮液，如用来减轻感冒症状的酚麻美敏口服溶液）打开后，依产品不同，保存期限为 1~4 周。③眼用制剂（包括眼药水和眼药膏）、搽剂（如复方水杨酸搽剂）、涂膜剂（如复方磺胺嘧啶锌涂膜剂）等在启用后最多可使用 4 周。尤其是眼用制剂，虽然添加了抑菌剂以抑制细菌生长，但其抑菌效力在储存过程中有可能受药物成分或包装容器等因素影响而变化，一旦开启，在储存和使用过程中易被微生物和泪液污染，使药物变质，从而给眼部造成安全隐患。因而需要对其开启后的使用期限作严格规定。

▶ **药品分装需注意**

对于大瓶药品，若短时间内用不完，可以取少量的药品单独放置在深色密封性小玻璃瓶中，先服用小瓶中的药，以减少开启药瓶的次数，避免药品质量受到严重的影响。但是一定要记得在新的玻璃瓶上粘贴上标签，将药物的名称、使用期限等内容写明，避免与其他药物混淆。药品分装并不是一种值得鼓励的方法，但一些老年人记忆力差、服药种类多、服用时间各异，容易造成混乱，此时可将药品按天分装到便携药盒中，每次分装的药量尽量不要超过 7 天以保证药效，具体时间可咨询药师，药师会视药品的特性

而给出建议。

许多老年人家中的小药柜里，除了西药还有不少中药，如西洋参、人参、枸杞、菊花、三七与鹿茸等。不少人认为中药保存一两年不是问题，或者过期也能吃，这就大错特错了！中药材保存不当，容易出现药材变色、遭受虫害或霉变，这些变色、变形、变味、发霉与虫蛀的药材都不可以再使用。

那么家庭的中药材如何保存呢？家庭保存中药材保存讲究三个要点：①低温，室温（20℃）以下比较好；②干燥，通风；③避光，放置阴凉处。以下为几种典型的药材的保存方式。

● 人参或西洋参片：可以用玻璃瓶或塑料袋盛放，隔绝空气后，置于阴凉处，也可以密封后放入冷冻室。

● 枸杞子：含糖多，容易吸潮、霉变、虫蛀、变色。应少量购买，放入封口袋，随取随用，也可以密封后放冷藏室，放冰箱冷藏后不宜再拿出来保存。

● 薏米：谷物类药材的代表，容易虫蛀、霉变。应注意干燥与密封，夏季减少购买。

● 菊花：与茶叶保存方法类似，干燥密封保存，可以放入食物干燥剂。特别需注意的是，一定要在规定的有效期内使用。

· · · · · ·

5. 服药方式有区别

口服是药品最常用的使用方法，具有使用方便、起效平稳和相对安全的特点。常见的口服药剂型有片剂、胶囊、颗粒剂、散剂和溶液剂等，根据药物本身特点和疾病治疗需求还设计有各种缓、控释口服制剂和咀嚼片、含化片等定点释放或发挥局部作用的口服制剂。不同剂型口服药服用方式不同，按照正确的服用方式才能保证药物效果。

⊙ 胶囊、包衣片、缓释片、控释片

一般以温开水送服，不得嚼碎，以免影响药物吸收。这些剂型有的可以使药物在体内缓慢释放，减少服药次数；有的可以使药物在胃肠道内特定部位释放，避免药物在胃酸的环境中失活。若破坏药片、胶囊的结构，有可能导致药物快速全部释放，引起不良反应或导致药效降低。

⊙ 颗粒剂、散剂

温开水冲服。水量因药物性质不同而异，水温一般以低于40℃为宜。

⊙ 咀嚼片

该剂型的设计目标为通过咀嚼运动粉碎药物，增加其生物利用度。如镁加铝咀嚼片、孟鲁司特咀嚼片等。一些胃黏膜保护药，如复方胃舒平片、氢氧化铝片、胶体次枸橼酸铋片等嚼碎后可快速在胃壁上形成保护膜，宜嚼碎服用。

⊙ 喉片等含化药品

不宜咀嚼。某些急救药品如硝酸甘油等为增加药品吸收速度而迅速起效，可舌下含服。

⊙ 口服液体制剂

止咳糖浆类口服液体制剂若用水冲服则可降低糖浆稠度，不能在呼吸道形成保护膜，影响疗效，因此使用时不得以水送服。

有些老年人吞咽功能较差，会把药片掰开研碎、胶囊打开服用，然而这样服药存在安全隐患。由于特殊剂型药物的制备工艺复杂多样，能否掰开药片、打开胶囊不能一概而论。服用这些特殊剂型药物前，需要仔细阅读说明书，若说明书中未明确是否可以破坏药片胶囊的完整性，建议咨询药师。

6.服药时间有讲究

人体的生理变化具有周期性，在生物钟的调节下，机体的物质代谢、体温、血糖水平以及激素的合成、分泌和释放等都具有节律性，如血压白天活动时较高，肝脏合成胆固醇多在夜间进行。服药后体内药物浓度的动态变化和机体的反应性往往也受到机体节律性的影响，同一种药物在一天中不同时间服用，其疗效可能会有显著差别。因此，根据用药目的和人体生理的节律性选择合适的时间服药，可促进药物更好地发挥疗效。

▶ **清晨空腹服药**

空腹时，胃和小肠中已基本没有食物，胃排空快。此时服用的药物迅速到达小肠，吸收充分，作用迅速有效。如抗结核药利福平胶囊，空腹服药，没有食物影响药物吸收，血药浓度可达高峰，并很快吸收分布到全身；容积性泻药硫酸镁也宜空腹服用，以保持药物高浓度进入肠道，充分发挥药物的疗效，以达到导泻的作用。宜在清晨空腹服用的药物有以下几类：①糖皮质激素(如泼尼松、地塞米松等)：因为人体内激素分泌高峰出现在早晨7：00—8：00，此时服用可避免药品对激素分泌的反射性抑制作用，减少药物的不良反应。②长效降压药(如氨氯地平、贝那普利等)：人体的血压在早晨和下午各有一次高峰，为有效控制血压，每日只服一次的长效降压药宜在早晨7：00时左右服；如每日服两次，宜在下午4：00再补服一次。③抗抑郁药(如氟西汀、帕罗西汀等)：抑郁的症状如忧郁、焦虑、猜疑等常表现为晨重晚轻，因此抗抑郁药也宜早晨服用。④盐类泻药(如硫酸镁、硫酸钠)：晨服后药物迅速在肠道发挥作用，服后4~5小时致泻。

▶ **餐前服药**

餐前服药指饭前30分钟左右服药。餐前胃内的食物少，有利于药物与胃壁充分接触,发挥最大的治疗效果。宜在餐前服用的药物有以下几类:①止泻药(如鞣酸蛋白):鞣酸蛋白餐前服,可迅速通过胃而进入小肠,遇碱性小肠液而分解出鞣酸,使蛋白凝固,起到收敛和止泻作用。②胃黏膜保护药(如氢氧化铝或复方氢氧化铝、复方三硅酸镁等):餐前服可充分附着于胃壁,形成一层保护屏障。③抗骨质破坏药物:阿仑膦酸宜在每日第一次进食、喝饮料或服用其他药物之前至少30分钟用200 mL温水送服,因该类药物口服后主要吸收部位在小肠,食物、饮料(包括含矿物质的矿泉水等)和其他药物可显著减少其吸收。服药后应避免躺卧,建议走动半小时,以防药片滞留在食道或胃的局部,导致局部药物浓度过高而腐蚀局部组织。④促进胃动力药(如甲氧氯普胺、多潘立酮等):宜于餐前服用,以利于促进胃肠蠕动和食物向下排空,帮助消化。⑤降血糖药(如格列本脲、格列喹酮等):餐前服用疗效高,其血浆达峰浓度时间比餐中服用更短。⑥滋补药(如人参、鹿茸等其他对胃无刺激性的滋补药):宜于餐前服,以加快吸收。⑦抗生素(头孢拉定、阿奇霉素、克拉霉素等):与食物同服可延缓吸收,宜餐前服用。⑧肠溶药物:阿司匹林肠溶片应餐前服用,因为空腹时胃内酸性活性强,药物不易溶解,空腹服用可确保药物尽快通过胃,进入小肠,将肠溶衣溶解,使阿司匹林释放出来,被肠道所吸收。

▶ 餐时服药

餐时服药指药品与食物一起同服。宜在餐时服用的药物有以下几类:①助消化药(如乳酶生、淀粉酶等):宜在餐中服,一是与食物混在一起以发挥酶的消化作用,二是避免药物被胃液中的酸破坏。②降糖药(如阿卡波糖、二甲双胍等):宜餐中服,以减少对胃肠道的刺激。③抗真菌药(如灰黄霉素):灰黄霉素难溶于水,与脂肪餐同服后,可促进胆汁的分泌,促使微粒型粉末的溶解,便于人体吸收,可提高血浆浓度2倍。④非甾体抗炎药(如舒林酸、吡罗昔康、依索昔康、美洛昔康、氯诺昔康、奥沙普嗪):舒林酸与食物同服,可使镇痛的效果更持久;吡罗昔康、依索昔康、氯诺昔康、美洛昔康、奥沙普嗪进餐时服用,可减少胃黏膜出血。⑤治疗胆结石和胆囊炎药(如熊去氧胆酸):于早晚进餐时服用,可减少胆汁、胆固醇的分泌。

▶ **餐后服药**

餐后服药指饭后 15~30 分钟后服药。大部分药品都可在餐后服,特别是以下两类药品:①刺激性药品(包括保泰松、吲哚美辛、硫酸亚铁等):餐后服用可以避免对胃产生刺激。②维生素、螺内酯、呋喃妥因等:餐后服用利于吸收。

▶ **睡前服药**

睡前服药指睡觉前 15~30 分钟服药。宜在睡前服用的药品如下:①催眠药:各种催眠药的起效时间有快、慢之分,如艾司唑仑、地西泮、硝西泮、苯巴比妥分别约在服后 25 分钟、40 分钟、45 分钟或 60 分钟起效,失眠者可根据入睡时间选用恰当的助眠药物。②平喘药(如氨茶碱、沙丁胺醇等):哮喘多在凌晨发作,睡前服用沙丁胺醇、氨茶碱,止喘效果好。③降血脂药(包括阿托伐他汀、辛伐他汀等):提倡睡前服,因为肝脏合成脂肪的峰期多出现于夜间,睡前服药有助于提高疗效。④抗过敏药(氯苯那敏、异丙嗪等):服后易出现嗜睡、困乏和注意力不集中,睡前服用比较安全并有助于睡眠。⑤缓泻药(酚酞、比沙可啶等):服用这些药物后约 12 小时起效,因此睡前服用,刚好于次日晨起排便。

· · · · ·

7. 外用药不只是涂涂抹抹那么简单

使用外用药是皮肤病最基本最常用的治疗手段,通过涂抹外搽药物来缓解或治愈一些皮肤病。但看似简单的外用药却不是一挤一抹那么简单,如果没有掌握外用药的使用方法,有可能非但未改善病情,甚至加重皮肤的疾患。以下几类不当的用药类型需避免。

▶ "奋发涂墙"型

这种患者多为中老年男性，认为外用药涂抹越多效果越好，常常一管药膏三五次就涂完了。这种把药膏当身体乳全身涂一遍的方法非常不可取，不仅浪费药物，也可能给身体带来危害。

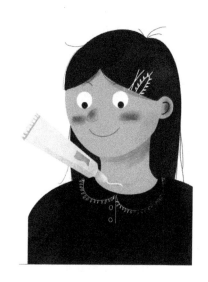

▶ 过度清洁型

这种患者通常对皮肤患处比较重视，每次用药前都会不厌其烦地用水清洗患处后再抹药。殊不知，过度清洁反而会损伤皮肤屏障，不利于缓解病情。

▶ 小心谨慎型

多见于女性患者，担心外用药物的各种成分：有没有含抗生素呀？有没有激素呀？担心药量过多，用棉签蘸了药膏搽。这种方式看似卫生，然而药膏被棉花吸收，药量和抹药力度均不足，透皮吸收得少，因此会影响治疗的效果。

在使用外用药时尤其要注意以下几个方面：

▶ 使用的时间、频次和用量

（1）皮肤外用药一般是一天使用两次，如果不知道药物的外用方法，一天使用两次基本没错。酊剂、软膏作用持久，每天早晚各用1次即可，但是有的药物，特别是比较温和的药物（如炉甘石洗剂），一天可以使用到三四次，甚至多次，按需使用。也有的药物要求一天使用一次，如临床主要用于治疗痤疮和银屑病等的维甲酸类药物。

（2）指尖单位涂药法：从标准包装软管(口径为 5 mm)中挤出的成人食指的指尖至最近一个指间关节距离的外用药剂量，我们称为一个指尖单位(FTU)。指尖单位是一个简单的、个性化的计量方法，显示一处皮损需要使用的乳膏或软膏剂量。一个指尖单位的外用药足以涂满体表两个手掌大小的面积。患者可根据患处面积大小估算药物用量。

▶ 根据发病个体和部位选择合适的用药方法

不同的个体和不同部位的皮肤渗透性不同，对各种外用药的适应性也有一定的差异，外用药的用药方式应视病情程度而定。如面部、口腔附近，以及屈侧部位的皮肤较柔嫩，不应采用刺激性强的药物；而老年人皮肤萎缩老化，因此用药浓度也应低些；多毛部位不宜使用糊剂或水粉剂等。

（1）膏状：如果皮肤外用药是膏状的，一般把药膏置于患处皮损上，抹药面积一般为至皮损外缘 3~5 mm，适当按摩，让药膏完全吸收即可，并不是越厚越好。

（2）糊状的、液体的、膜状的外用药，涂到皮肤上就可以了，不需要再按摩吸收。

（3）封包：有时候药物涂到皮肤上，还需要"封包治疗"。封包的目的是增加药物的吸收，提高疗效，一般应用于肥厚的皮损和慢性皮肤病(如神经性皮炎、特应性皮炎、慢性湿疹、银屑病和扁平苔藓等)。通常是在治疗区域用保鲜膜包裹 6~8 小时，在涂抹霜剂或软膏的患处形成一个局部封闭的环境，促进药物的吸收。封包治疗一般需在医生指导下进行。

（4）湿敷：湿敷是皮肤科外用药很重要一种治疗方法，尤其是对于急性期伴有渗出的皮疹，湿敷是首选的方法。但是很多人不知道怎么湿敷，有的人把溶液喷到皮肤上就完事，有的人把纱布浸湿溶液后像"封包"一样包扎在皮肤上等等。这些使用方法都是不对的。正确的湿敷方法是把药物溶液倒入容器，用 6~8 层的纱布浸湿溶液，提起纱布轻捏至刚好不滴水，然后湿敷到皮损上，5~10 分钟重复一次，每天可以多次。

▶ 使用软膏、乳膏剂时是否需先清洗干净皮肤

这应该视情况而定。针对干燥、厚的慢性皮损，用药前用水擦拭或者用热水浸泡，还是可以增加皮肤的湿度便于药物的吸收的，但如果是急性充血性的，甚至有破溃的皮损就不能过度清洁了，过度清洁反而会损伤皮肤屏障，不利于缓解病情。涂抹两种以上药物需间隔 1~2 小时，如果药物为霜剂、乳剂或软膏，过了间隔时间后再次涂抹时不需要清洗皮肤。

▶ 过敏体质患者的注意事项

过敏体质的患者应用外用药时，应尽量避免刺激性强的、容易引起过敏反应的药物。

8. 合理看待药物不良反应

老年人群所患疾病多为慢性病，治疗时间一般较长，有些甚至需终生服药，有可能导致肝功能、肾功能损害。因此，对长期服药的老年人来说，定期去医院检查，监测药品潜在不良反应是必要的。

当然，也不要过度担心药物不良反应而拒绝用药。尽管在查看药品说明书时，我们会发现其中列举了许多不良反应，让人担心。然而，说明书罗列的不良反应越详细，说明人们对这类药物的特性越了解。不良反应的出现是有概率的，真正危及生命的不良反应，如严重过敏等，是非常罕见的。许多不良反应是能够被觉察到的，如恶心、头晕、咳嗽等。还有一些不良反应可以通过化验被发现，如肝功能损伤、肾功能损伤等。万一发生，也可通过定期监测的方法及时发现，及时进行药物调整。因此，在说明书中读到不良反应不用担心，最重要的是在治疗疾病的过程中保持对不良反应的警惕，根据医生的建议做好用药监测。如果出现不良反应，及时咨询医生进行药物调整。

9.忘记服药怎么办

老年人经常需要同时服用多种药物,更有些老年人常年与药物打交道,难免会出现忘记吃药或少服药的情况,这时该如何处理呢?

▶ **什么情况下可以补服**

对于大多数药物而言,如果发现忘记服药的时间与正常服药时间接近,最好是及时补服,以减少漏服药物带来的不良影响。但若耽误时间太久,千万不要草率行事。当然,建议您及时向医生询问漏服药物该怎么办。

▶ **糖尿病患者漏服药物后怎么办**

正确的做法应该是,在服药前先查血糖,如果血糖较高,可以临时增加原来的用药剂量,如果血糖不高,就没有必要补服。

▶ **高血压患者漏服药物后怎么办**

高血压患者如果忘了吃药,就需看是长效药还是短效药,再结合具体情况做调整。一般来说,长效药由于半衰期较长,即使漏服,一定时间内危险也并不大。但是,如果漏服时间过长,则应加服一次短效降压药。而短效药的漏服时间如果大于两次用药间隔的一半,须立即补服,并适当推迟下次服药的时间。

▶ **如何减少漏服**

可以准备一组药盒,把一周内每天该服用的药物都按服用时间提前放好。这样一来,当天是否按时吃药、吃了哪一类药就一目了然了。有的药盒有提醒用药的功能,可以按照自己的需求进行选择。最重要的是,如果忘记服药的次数比较频繁,一周超过2次,提示其不宜独自服药,可能需要家属或照护者协助。如果不放心让老年人独自服药，请为其提供服药帮助，必要时需要专科医生帮助判断老年人独立服药的能力。

10. 让医生了解您的用药情况

让医生了解您的用药情况有助于减少药物之间的"互相干扰"。老年人服用多种药物，有可能会出现"互相干扰"的现象。这种药物间的"互相干扰"被称为药物相互作用，包括药效学相互作用和药动学相互作用。在药效学相互作用方面，如华法林与阿司匹林合用会增加出血风险。在药动学相互作用方面，则可能发生在吸收、分布、代谢和排泄任何一个环节。例如，钙剂与左甲状腺素钠可形成不溶的螯合物，导致两者的吸收均下降。临床上药物在代谢环节上的相互作用更受关注。例如克拉霉素与辛伐他汀合用可能会降低辛伐他汀的代谢，增加肌痛甚至横纹肌溶解的不良反应风险。不仅药物与药物间存在相互作用，药物与食物间也会相互影响。因此，建议老年人就医时主动告诉医生所有目前服用的药物，好让其判断是否会出现不良反应。对于服药种类多或记性不好的老年人，看门诊时无法向医生快速详尽地说出目前用药的药品名称是很正常的。这时可以选择以下两个方法，让复杂的用药情况在有限的门诊时间中说得一清二楚。

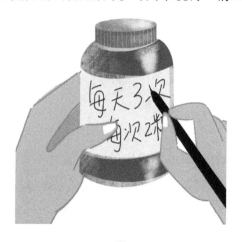

● 看病时带上所有目前服用药物的药盒

可以将各种药盒的正面用剪刀剪下，变为一叠纸板，这样既节省空间又方便携带。

● 列出用药清单

也可将药物名称、用法用量、什么时候开始服用、什么时候停止服用等信息都列在同一张表格中，同时也列上目前正在服用的保健品，这样医生就能全面掌握您的用药信息。药品名称建议记录通用名，如阿司匹林就是通用名，而拜阿司匹灵则是商品名。另外，药品名称中应该体现出药品的剂型，如片剂、胶囊、缓释片、肠溶片等，因为目前特殊剂型药品种类较多，清楚标明药品剂型十分重要。药品规格一般指每一最小包装中药物的量，如 1 mg/片。若能够准确记录药品规格，每次剂量可以记录每次服用几片或几粒；若不能够记录药品规格，每次剂量就需要记录具体的药量，这样有利于准确掌握用药的剂量。

11. 这些药，不能说停就停

所谓"药到病除"仅是一种宣传用语而已。实际上几乎所有疾病的药物治疗都需一定的疗程，尤其是一些慢性病需要长期用药，甚至必须终身服药。尤其是下面这些药物不能说停就停。

● 肾上腺皮质激素

常用的有地塞米松、倍他米松以及促皮质素类等。长期应用这些激素的患者如突然停药，可引起药源性肾上腺皮质功能不全。轻者可出现恶心、呕吐、低血糖等不良反应，重者可导致患者昏迷、休克，甚至死亡。

▶ β受体拮抗药

这是一类应用颇为广泛的药物，代表性药物有普萘洛尔、阿替洛尔、美托洛尔等，用于治疗高血压、心绞痛、心律失常等疾病。长期应用该类药物的患者如果突然停药，可导致血压升高、心绞痛加重，甚至发生心肌梗死或心源性猝死。

▶ 降血糖药物

胰岛素、优降糖、达美康等降糖药不可突然停用，尤其是胰岛素。如果忘记用药或减药量过大、太快，可诱发糖尿病酮症酸中毒或高渗性非酮症糖尿病昏迷。

▶ 抗震颤麻痹药

该类药物又称抗帕金森病药，常用的有左旋多巴、美多巴以及溴隐亭等。这些药物均需长期服用，如果突然停用，不但可能加重症状，还可引起不良反应。

▶ 抗甲状腺药

该类药物主要用于治疗甲状腺功能亢进，常用的有丙硫氧嘧啶、甲巯咪唑等。长期服用此类药物者若突然停药，可引起"甲状腺危象"，表现为高热、虚脱、心力衰竭、水电解质代谢紊乱及反跳性血液高凝状态，严重者可形成血栓。

▶ 抗癫痫药

常用的有卡马西平、丙戊酸钠、苯巴比妥、苯妥英钠、氯硝西泮等。必须坚持持续、长期用药的原则，有的患者甚至需要终生服药。如果突然停药可使癫痫复发，甚至导致癫痫持续状态等严重后果。必须指出，许多难治性癫痫就是由于药物吃吃停停、停停吃吃,不能坚持规律、持续、长期服药造成的。

▶ 抗焦虑药

地西泮、艾司唑仑等药物,不仅具有减轻焦虑、缓解紧张状态的作用,而且能改善睡眠。长期大剂量使用此类药物而突然停药时,可引起焦虑、失眠、谵妄(说胡话)等。

▶ 抗精神病药

常用的有氯丙嗪、奋乃静、氟哌啶醇、舒必利、氯氮平等。精神分裂症必须长期服用药物,如突然停用可引起一些不良反应,甚至加重精神症状。

12. 科学进补三原则

人到中年,精血失衡,脏腑渐衰,科学地进补可以调理人体脏腑、阴阳、气血各方面的盈亏,使机体恢复平衡,正常运转。科学进补讲究三个原则。

▶ 原则一:进补须辨证

即使身体虚弱,也不能盲目进补。身体虚有许多种,每一种虚证,都有针对性的补方补药,不对证,不但无效无益,有时反有不良反应。中医根据人体阴阳盛衰寒热虚实的不同,将虚证分为阴虚、阳虚、气虚、血虚四大型。

(1)阴虚:阴虚是指机体精血精液营养物质的亏耗。多表现为手足发热、潮热盗汗、失眠心烦、面部烘热、口干渴饮、大便秘结等,常见于形体瘦弱的中老年人及患有肺结核、糖尿病、更年期综合征长期使用激素者。其食补应选择银耳、花粉、燕窝、芝麻、龟、鳖等,药补应选择麦冬、百合、玉竹、冬虫夏草、黄精、灵芝等。

（2）阳虚：阳虚指阳气虚弱、机体的功能衰退、代谢低下、热量不足，临床表现畏寒怕冷、四肢不温、面色苍白、夜间多尿、小便清长、大便稀烂、性欲低下、阳痿滑精等，多见于患有慢性消耗性疾病、慢性肾炎、肾上腺皮质或甲状腺功能低下者或肥胖、体力虚弱者。其食补应选择羊肉、狗肉、牛肉、桂圆、核桃、红枣等，药补应选择含有蛤蚧、鹿茸、肉桂、刺五加、菟丝子、仙茅、胎盘、海马等温热助阳之品。

（3）气虚：气虚是指人体脏腑功能衰退，抗病能力或适应能力下降，多表现为精神萎靡、四肢乏力、眩晕气短、动辄心慌、易于感冒等。常见于年老体弱及神经衰弱、贫血、低血压等患者。其食补应选择火腿、猪肚、泥鳅、羊肺等，药补应选择人参、黄芪、山药、莲子、芡实等。

（4）血虚：血虚一般是贫血造成的，一般表现为面色苍白或萎黄、口唇指甲色淡、视物模糊、眩晕耳鸣、头晕心悸、四肢麻木等。其食补应选择鸡蛋、猪肝、花生、菠菜、鳝鱼、海参等，药补应选择阿胶、当归、首乌、桂圆、红枣等。

▶ 原则二：加强消化功能

无论是正常营养的摄取，还是营养补品的吸收和利用，都必须依赖于人体健全的消化、吸收和利用的功能。因此加强消化功能非常重要。如膏滋药是冬春进补中经常用到的一种传统中药制剂，具有纠偏祛病、协调阴阳、补益气血、增进体力与增强抗病能力的作用，但体质虚弱的人使用时应特别注意。这类人一般消化功能较差，且伴有胸闷、泛酸、嗳气、厌食、大便稀烂或便秘、舌苔厚腻等，若服用膏滋药，更会出现食欲不振、胃部胀满等症状。需先用消导药（俗称开路药），如陈皮、半夏、川朴、枳壳、神曲等，连服1~2周，以运脾健胃、理气化湿，改善消化吸收功能，此后再服用膏滋药方可收到预期效果。此外，进补者若出现便秘、机体消瘦、食欲不振等现象，同样不容忽视。可服用大黄制剂，使大便通畅，食欲增加，利于进补。

▶ **原则三：注意剂型与服用方法**

目前市场上的中药补品名目繁多，除传统的丸、散、膏、丹、酒剂外，还有胶囊、口服液、冲剂等，应合理选用。如补膏较滋腻，仅适合冬令服用，春季不适合；人参酒、十全大补酒等，胃溃疡患者不宜服用；单味人参、西洋参的用法与疗效息息相关，含化法虽较方便，但有效成分难以全部溶出，炖服法费时久，难以坚持，茶饮法开水多次冲泡后浓度降低，效果不佳，故选用冲剂为好，且应用足剂量与全疗程。

• • • • • •

13. 警惕老年人服药的六大安全隐患

药物犹如一把双刃剑，在治病的同时，如果使用不当，它也会给机体带来不良反应，对老年人来说更是存在许多安全隐患。特别要警惕以下六大服药安全隐患。

▶ **服药种类多**

老年人各个组织和器官的功能下降，易导致多种慢性疾病缠身，治疗过程漫长，服药种类日渐增多。

▶ **用法用量记不清**

面对复杂冗长的说明书和药品名称，老年人看不懂、记不住。可能出现随意加减剂量、餐前餐后搞混淆、漏服药物等不规范行为，从而影响治疗效果，并发药物不良反应甚至中毒。

▶ **药物来路不正规**

不少老年人对自己的病情不了解，迷信偏方、秘方、广告，不在正规渠道买药。

▶ **缺乏对药物不良反应的认识**

老年人对药物不良反应的认识容易走向两个极端。有些人认为药物有不良反应,不敢用,害怕产生用药依赖性。还有些老年人把药当成福利,认为多吃药对身体好。

▶ **依赖保健品**

错把保健品当药品。不少老年人认为保健品可以治疗疾病,不知道保健品也是有适应证的,滥用可能打乱体内的平衡、加重身体的负担。

▶ **偏信广告**

广告是人们了解药物的一种重要途径,许多人患病后,不是积极就医,而是按照广告说明对应于自己的病情症状。殊不知,许多广告存在夸大药物功效的成分,并且广告所传播的药物知识非常有限,不可盲目听信。

14. 抗高血压药服用时间有讲究

抗高血压药(又称降压药)何时服用主要是根据血压波动水平来决定的。受生物钟的控制,人体的很多生命活动在一天内呈周期性变化,这个特性被称作昼夜节律性。在昼夜节律性的影响下,每个人的血压也呈现昼夜节律性变化,即在白天与夜间的变化是有节律的。那么,高血压患者的最佳服药时间是什么时候呢?

对大多数人而言,血压有两个高峰时间,分别是早晨6:00—8:00和下午4:00—6:00。为使血压达标,服降压药要注意时间点,一般来讲要注意以下几点:①每天服用1次的降压药,多在早晨6:00—7:00服药。这些药物的作用时间相对比较长,可以控制"晨峰"血压。②每天服用2次的降压药，以早晨 6：00—7：00 和下午 3：00—4：00 时为宜，使药物作用达到"峰值"的时间正好与血压自然波动的两个高峰期吻合。③每天服用 3 次的短效抗高血压药物，服药时间应该是清晨醒来、下午 1：00、下午 4：00 左右。

当然，每个人的情况是不同的，您也可以在服药前先进行 24 小时血压监测，摸清自己的血压高峰时间，然后于高峰前 1~2 小时服药。这样控制血压更加有针对性。如果您的情况不允许进行 24 小时血压监测，也可以在一天中选择 4 个时间点，每 6 小时测一次血压，连续测 3 天，就能够知道自己的血压波动情况了，由此推断出较佳的服药时间。另外，还有一类降压药——α 受体阻滞药(如特拉唑嗪、多沙唑嗪等"唑嗪"类药物)，有前列腺增生的高血压老年人可能会用到。这类药会引起直立性低血压(是指由于体位突然改变或久站引起脑供血不足而导致的低血压)，由于白天活动较多，为了避免站立、行走等活动过程中体位变化而出现低血压，此类药物一般睡前服用比较好。

15. 正确使用胰岛素

胰岛素分为超短效胰岛素、中效胰岛素、长效胰岛素及预混胰岛素几类。如何正确使用胰岛素，我们从以下几个方面来说说。

▶ 胰岛素注射部位及方法

人体适合注射胰岛素的部位是腹部、大腿外侧、上臂外侧和臀部外上侧。①腹部：在肚脐两侧的一个手掌的距离内注射，因为越往身体两侧皮下层越薄，越容易扎至肌肉层。一般来说，宜优先选择腹部作为注射部位。因为这个位置脂肪厚且吸收比较快。②大腿外侧：只能由前面或外侧面进行大腿注射，因为内侧有较多的血管和神经分布。③手臂外侧：手臂外侧上四分之一部分。

　　注射胰岛素并不复杂,老年人完全可以掌握。胰岛素注射有三个关键步骤:①选择注射部位:用酒精棉球消毒注射部位皮肤。②注射:用一只手轻轻捏起注射部位 2~3 cm 宽的皮肤,另一手握胰岛素注射器,将针头以45°~90°角度快速刺入注射部位,推注药液,然后放松提起的皮肤。体瘦者和儿童以 45°角度进针注射,体胖者以 90°角度注射。③拔针:注射后停留10 秒再拔针。

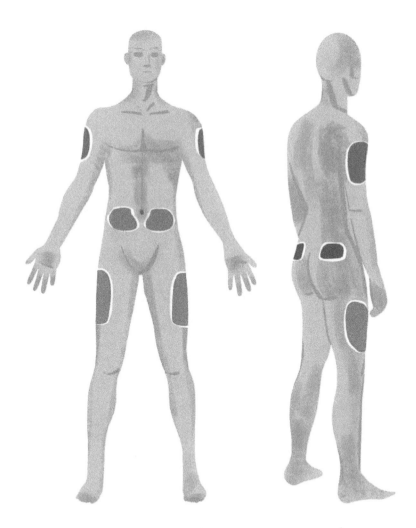

胰岛素笔的使用方法

1. 准备用物

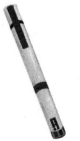

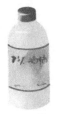

胰岛素笔　　专用针头　　75%酒精　　棉签

2. 洗手：在流动的水下
将双手清洗干净

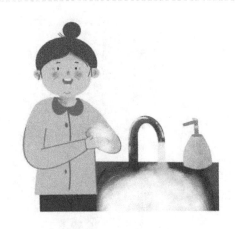

3. 在医生指导下选择胰
岛素笔芯的类型和剂量，
检查有效期，检查笔芯
有没有破损，确保笔芯
内有足够的胰岛素量

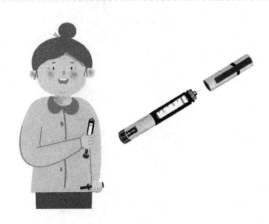

4. 选择注射部位，注意轮换，不能在上一次注射部位继续注射

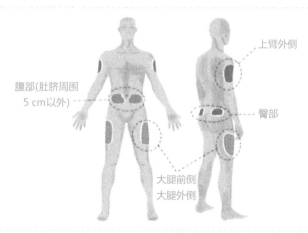

上臂外侧

腹部(肚脐周围5 cm以外)

臀部

大腿前侧
大腿外侧

5. 消毒皮肤：用棉签蘸取酒精消毒皮肤，消毒范围要大于穿刺点5 cm

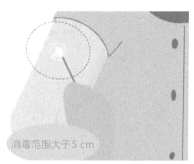

消毒范围大于5 cm

6. 安装笔芯

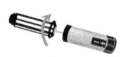　　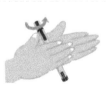

扭开笔芯架　　　　安装笔芯　　　　将胰岛素放在手心水平滚动10次，充分混匀

7. 安装针头

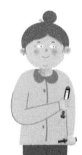

用棉签蘸取酒精消毒胰岛素笔前端

装好胰岛素笔针头

取下胰岛素笔针头帽子

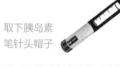

8. 排气

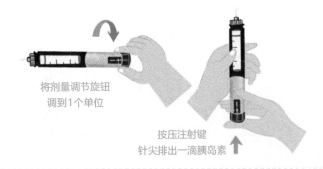

将剂量调节旋钮
调到1个单位

按压注射键
针尖排出一滴胰岛素

9. 调节剂量

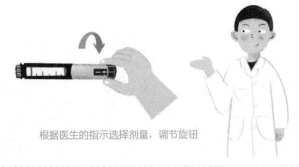

根据医生的指示选择剂量，调节旋钮

10. 注射

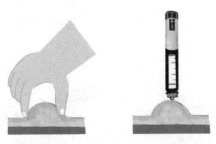

一手捏起皮肤，另一只手拿胰岛素笔垂直皮肤
刺入，待注射完后停留10秒钟再拔针

11. 将针头卸下，注意
避免刺伤；盖上笔帽，
放在常温下储存

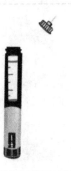
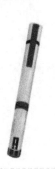

　　有些人害怕疼痛不敢自己注射胰岛素，其实掌握以下方法可减轻注射时疼痛的感觉：①胰岛素温度不能太低。胰岛素刚从冰箱中取出，由于温度低，注射时会引起疼痛，因此，注射前应将胰岛素放一会儿再注射。②待酒精挥发后再注射。皮肤消毒用的酒精没干就注射，酒精会由针眼带到皮下，引起疼痛。③用手轻轻捏起注射部位皮肤，并引起轻微疼痛后再注射。这样既方便注射，又能分散扎针引起的疼痛感。④注射时进针要快。进针时要果断迅速，进针越慢，痛感越强。⑤保持肌肉放松。

▶ 胰岛素注射针头能否重复使用

　　重复使用胰岛素注射针头有感染的风险，且多次使用会使针头出现毛刺、倒钩，加重注射时的疼痛，所以不建议重复使用。

▶ 胰岛素笔芯需要低温保存吗

　　胰岛素制剂在高温下易分解而失效、温度过低（冰冻）也会导致其失去生物活性。家庭存放胰岛素笔芯需注意：未开封的胰岛素笔芯应储存在冰箱的冷藏室内，最好放在冰箱冷藏室的里层门上。如果没有冰箱，则应放在阴凉处，也可放在空暖瓶中或者水缸旁，但时间不宜过长（不要超过6周）。室内常温下，胰岛素笔芯大约可以保存1个月。已开封的胰岛素笔芯不必储存在冷藏室内，可在常温下保存4周。

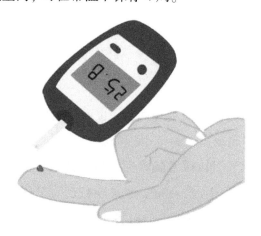

● 预防"低血糖反应"

预防"低血糖反应"需注意以下事项：

第一，降糖药物的使用应从小剂量开始，逐渐递增，切勿为了快速把血糖降下来而盲目加大剂量。有三类降糖药最易引起低血糖：胰岛素、磺脲类降糖药和非磺脲类促胰岛素降糖药。这三类药物中，胰岛素通过外源性补充可直接增加体内胰岛素的含量，引起低血糖风险最大；磺脲类降糖药（如格列本脲、格列喹酮、格列吡嗪、格列美脲等）和非磺脲类促胰岛素降糖药（如瑞格列奈、那格列奈等），可以刺激胰岛增加自身胰岛素的分泌，亦可引起低血糖风险。

第二，饮食控制应循序渐进，不宜过度节食，建议少吃多餐，尤其是在两餐之间及睡前少量加餐。

第三，不过量饮酒。糖尿病患者过量饮酒及空腹饮酒可诱发低血糖。主要表现为两种情况：①餐后酒精性低血糖症：发生于饮酒后3～4小时，是由于乙醇刺激胰岛素分泌增多而造成的血糖下降；②空腹大量饮酒：发生于饮酒后8～12小时，主要原因为乙醇在人体内阻碍能量代谢，抑制肝糖原异生，人体内储存的肝糖原耗竭之后出现低血糖。

第四，加强血糖监测。当血糖波动较大或者出现低血糖症状时，应及时寻求医生帮助，及时调整降糖方案。

● ● ● ● ● ●

16. 血脂高到底需不需要药物干预

很多人并不把自己的高血脂当回事，也不进行治疗。然而，血脂异常是冠心病、心肌梗死和缺血性脑卒中等心脑血管病的重要危险因素，血液中甘油三酯水平过高还可以诱发胰腺炎。高血脂通常没有任何症状，甚至有人直到发生心肌梗死或脑梗死时，才发现自己有高脂血症。因此，一方面，老年人需要定期体检明确自己的血脂水平有无升高，另一方面，一旦发现血脂水平升高要积极地进行干预。

常见的高脂血症大多是由不良的生活习惯、饮食不当造成。因此，在发现患有高脂血症后，首先要做的就是改变不良的生活方式和改善饮食结构。也有一部分老年病人的血脂水平升高，可能不完全是生活习惯和饮食的作用，也有自身的代谢问题，甚至是由家族遗传引起。部分人即使少吃、多动，可能血脂也不会完全正常，这就需要在医生的指导下服用降脂药物来控制血脂了。

对于老年人，减肥需要慎重，一方面老年人可能由于多种疾病和各脏器系统的问题，难以进行大量的运动，很难达到减重要求，另一方面饮食控制不当，很可能造成营养不足，导致肌肉缺失，减下来的是肌肉而不是脂肪，得不偿失。老年人如何控制血脂，建议听从医务人员的建议。

很多人存在这样的疑惑：我服降脂药已经有一段时间了，最近测的血脂也降下来了，那么还需要继续吃药吗？不论是药物减量、换药还是停药，都需要在医生的专业指导下进行，切不可自行决定，以免导致病情反复。

当血脂明显低于目标值时可考虑减少药物剂量。大部分血脂异常的患者，在服用足量的降脂药物4~6周后，其血脂可降至目标值，这时在控制饮食和合理运动的情况下，若血脂仍维持在正常水平，可以酌情减药。

高脂血症合并其他疾病者需终身服药。血脂升高是一种慢性代谢异常疾病，目前只能靠药物长期维持，将血脂控制在正常范围内。高脂血症合并冠心病、高血压、糖尿病的患者，由于病种多样、病情复杂，大多需要长期甚至终身服药来控制血脂。患者不能因为经过一段时间的治疗，将血脂降低到目标值，就自行停药或减小药物剂量，否则会明显增加发生心肌梗死或脑卒中的风险。

血脂正常的脑卒中患者也要服用降脂药。他汀类药物可通过多种机制降低已有冠心病患者发生脑卒中的危险，而且不会增加发生出血性脑卒中的危险，说明他汀类药物在冠心病患者中具有明确的降低发生脑卒中危险的益处。

17. 心脏急救药——硝酸甘油和速效救心丸

硝酸甘油和速效救心丸都是冠心病患者的急救药,心绞痛发作时不管选择哪种药物都能快速减轻胸痛症状。不过两者也有一定的区别。硝酸甘油是西药,药理学作用非常明确,主要作用是迅速使外周血管扩张,减轻心脏负担,服药后一般1~3分钟起效,适合急救。速效救心丸是中成药,主要成分为川芎和冰片,主要用来治疗气滞血瘀导致的冠心病以及心绞痛。速效救心丸在使用方法上与硝酸甘油类似,但起效较硝酸甘油慢一些,一般在含服5分钟后才开始起效。

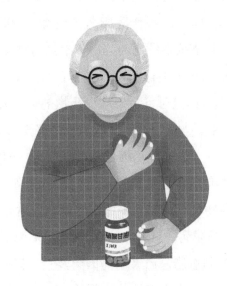

硝酸甘油的使用方法及注意事项

● 什么时候服用。当出现上腹部不适、左肩膀、颈部和下颌疼痛、右前胸发生压榨性疼痛或闷胀,以至于感觉到窒息时应立即含服硝酸甘油。硝酸甘油是冠心病、心绞痛患者应随身携带的药物,只要没有禁忌证,这是心绞痛急性发作时的首选药。

- 舌下含服。硝酸甘油适合用舌下含服法，因为舌头下面有舌下静脉丛，硝酸甘油极易溶化，当把它含在舌下时，药物有效成分通过舌下黏膜被人体吸收，可迅速进入血液循环。

- 坐着服用效果最好。坐位含服比躺着、站着含服效果都好。直立性低血压会引发脑供血不足，出现头晕、低血压、甚至晕厥症状；若含服时采取平卧位，可因回心血量增加导致心脏负担加重，从而影响到药物疗效。

- 连服3片无效，一定要打120。严格按照说明书用量，切莫贪多，若含服3次后病情不能缓解，不可继续含服硝酸甘油片，需及时呼叫120，而且不能随意搬动患者。

- 随身携带，但不要贴身携带。硝酸甘油片的物理化学性质极不稳定，要求贮藏条件是避光、密封，在阴凉处（不超过20℃）保存。部分患者为防意外发生，将硝酸甘油片贴身携带。这种习惯是不好的，因为体温会逐渐增加药的温度，加速硝酸甘油中有效成分的挥发。

- 有效期内，开封后最多保存半年。硝酸甘油易受温度、湿度、光线的影响，如频繁开盖取药，有效期将缩短至3~6个月，含服时如果舌下无麻刺烧灼感和头涨感，则说明药物可能已失效。一旦开封，可将药物分装保存于密闭棕色玻璃小瓶中，在瓶身上标记开封时间，以便定期（不超过半年）更换。每次取药时应快开、快盖，用后盖紧，开封后可放在冰箱冷藏层。

- 开封后立即丢弃瓶内棉花、干燥剂。硝酸甘油药瓶中的棉花或干燥剂只能用于确保其出厂至开启期间的药品质量，药瓶一旦开启，棉花或干燥剂如不及时取出，容易吸收更多的水分。

▶ 速效救心丸的使用方法及注意事项

- 什么时候用药。出现胸闷、心前区不适、左肩酸沉等先兆症状时，应迅速含服速效救心丸，切不可等典型的心绞痛发作症状出现后再含服。因为每一次心绞痛的发作，都会对心脑功能造成严重损害，在有先兆症状时及时服药，能够取得更佳效果。速效救心丸一般服用后几分钟就能生效，但它只是应急用药，不能从根本上治疗疾病，故症状缓解后应尽快就诊。

如果连服 2 次无效应立即就诊。

• 服用方法。在急性发作时，开始服用速效救心丸时剂量要小，一般先服用 4 粒，与硝酸甘油一样建议舌下含服，也可嚼碎后再含到舌下，加快其发挥作用的速度。用药 10 分钟后症状未缓解可酌情再服用 4~6 粒。

• 有效成分易挥发，记得定期检查更换。速效救心丸是一种棕色滴丸，有特殊香味，有效期一般为 1 年。如果发现药物变软、变黏、变色、破碎，最好马上换新的，以免因失效而延误抢救时机。另外，如果舌下含服未出现麻辣感、苦辣味、烧灼感或清凉透心感，应迅速更换新药。

• 脾胃虚弱者，不宜常用。速效救心丸的主要成分是川芎和冰片，本就容易使患者的消化系统出现问题，如果脾虚微弱的人经常服用，可能出现肚子不舒服、腹泻等现象。

18. 心脏的好帮手——美托洛尔

美托洛尔是应用很广泛的心血管药物，可以使心率减慢、血压降低。美托洛尔有两种常用剂型，一种为酒石酸美托洛尔片，一种为琥珀酸美托洛尔缓释片。酒石酸美托洛尔片是美托洛尔的普通片，吸收快、起效快、代谢也快，容易受饮食影响。因此服用酒石酸美托洛尔片时，要空腹服用。而琥珀酸美托洛尔缓释片会缓慢释放药物，受饮食影响较小，服用时间没有限制，在饭前饭后都可以服用。

• 服用琥珀酸美托洛尔缓释片时，必须整片吞服或沿刻痕掰开服用，但不能咀嚼或压碎。

• 美托洛尔整体的用药原则是从小剂量开始，逐渐加量到理想剂量。这样可使心脏有足够的时间适应。理想剂量因人而异，是由每个人的血压和心率决定的。因为每个人的病情不一样，基础心率不一样，对药物反应不一样，所以每个人适用的美托洛尔的量也就不一样，需要加量至心率达标，所谓的目标心率就是休息时心率 55~60 次/min。

● 不可擅自停药。长期服用美托洛尔者突然停药时，会出现心率加快、血压升高，这一反应被称为"停药反跳"。在需要停药时，应在医生指导下逐渐减量，必须要经过至少2周的减量过程。

● 遵照医生的指导服药，不可随意自行增减剂量。加大使用剂量时，需要监测心率，心率不得低于55次/min。

● 美托洛尔会引起眩晕和疲劳，因此驾驶和操作机械时应慎用。

● 慢性阻塞性肺病与支气管哮喘病人应慎用。其可能会引起支气管痉挛，加重哮喘，以小剂量为宜或同时给予足够的扩支气管药物治疗。因此，该类患者就诊时应向医生详细说明目前的用药情况。

19. 阿司匹林的正确使用

针对已有心脑血管疾病的人，避免发生血管意外和复发，就是心脑血管疾病的二级预防。在一级和二级预防中，阿司匹林是基本治疗药物之一，建议每天1次，每次100 mg，餐后服用为宜。阿司匹林剂型有多种，非肠溶片(如普通阿司匹林)在胃内即溶解，对胃黏膜有刺激作用，只适用于急性期首剂服用。肠溶剂型是长期服用的最佳选择。在使用阿司匹林时还应注意以下事项。

▶ 阿司匹林应长期服用

阿司匹林的作用是通过抑制血小板环氧化酶，抑制血栓素 A_2 的生成。血小板的平均寿命为10天，因此停用阿司匹林一段时间后对血小板的抑制作用就会消失，而高血压患者预防心脑血管意外是一个终身过程，因此只要没有禁忌证，阿司匹林应该终身服用。长期服用阿司匹林者，须定期复查血小板，有消化道症状时应及时对症治疗，并密切观察，避免消化道出血。

▶ **不可突然停用**

长期服用阿司匹林的患者,如突然停药,会在短时间内诱发新的心血管意外。

▶ **手术、拔牙、胃肠镜检查术前应停用**

在手术、拔牙、胃肠镜检查或其他侵入性操作前,请告诉您的医生您正在服用此类药物,通常建议在1周前停用阿司匹林,并采取针对性止血的方法,避免凝血功能障碍,造成出血不止。术后/有创操作后注意监测出血情况并在医生指导下恢复正常服药。但是某些特殊患者,停药后出现心脑血管意外的风险大,如果盲目地停药,可能导致血栓等其他疾病的发生。这种情况则需要心内科医生针对患者的个人情况进行全面的风险评估,必要时监测凝血功能,再判断是否需要停药,切记不可随意停用。

▶ **不宜与某些药物同用**

与抗凝药双香豆素合用易致出血;与降糖药甲苯磺丁脲片同用,易致低血糖反应;与肾上腺皮质激素合用,易诱发溃疡;与甲氨蝶呤同用,可增强其毒性;与呋塞米同用,容易造成水杨酸中毒。此外潮解后不宜用,阿司匹林受潮后分解成水杨酸与醋酸,服后可造成不良反应。高危人群不仅要有使用阿司匹林积极预防心血管疾病的意识,还要合理、规范使用,才能充分发挥其心血管保护作用。

· · · · · ·

20. 吸入制剂的使用方法及注意事项

目前市场上常用的吸入制剂包括定量压力气雾剂、干粉吸入剂及软雾吸入装置3种,不同吸入制剂使用方法、频率有所不同,使用者应该在医生指导下使用。

吸入制剂主要代表性药物

吸入制剂种类	代表药物
定量压力气雾剂	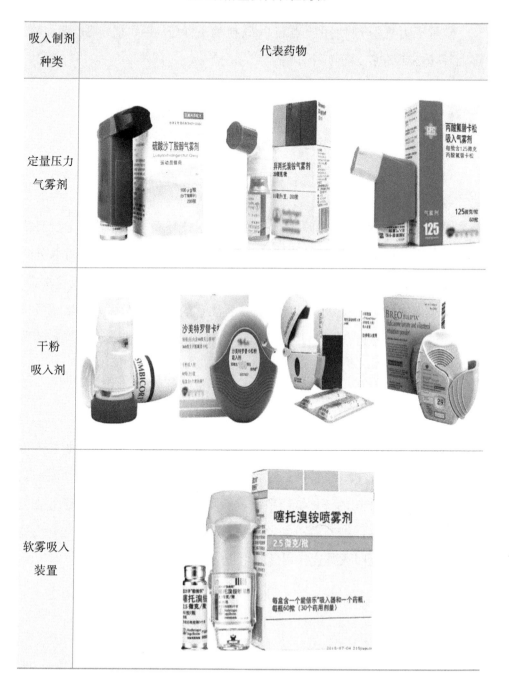
干粉吸入剂	
软雾吸入装置	

▶ 定量压力气雾剂使用方法

定量压力气雾剂使用要点可以概括为五个字——"摇、呼、吸、喷、屏"，具体来说包括以下五个步骤：

（1）倒置气雾剂，摘下盖子，用力振摇；

（2）彻底呼气；

（3）含住咬嘴，缓慢深吸气大于5秒；

（4）深长吸气同时喷药；

（5）屏气约10秒。

这五个步骤看起来简单，对使用者的使用技巧要求却很高，主要是第四步吸气和喷药必须要同步，否则喷出的药物就无法进入肺部，对部分老年人来说比较困难。这时可以配合储雾罐使用，把药物从一边喷入储雾罐，患者从储雾罐的另一头吸入。此外，需要注意的是，万托林为混悬型吸入剂，经过长时间静止，药物与溶媒易分层，使用前需用力摇匀，确保每喷药物剂量准确。

▶ 干粉吸入剂使用方法

干粉吸入剂是1种或1种以上的微粉化药物与载体（或无）以胶囊或泡囊等多剂量储库形式，经特殊的给药装置给药后以干粉形式进入呼吸道，发挥全身或局部作用的一种给药系统。不同干粉吸入剂的使用方法存在差异，在购买时建议仔细查看药品说明书，里面会介绍具体使用方法。需特别注意的是，干粉吸入装置使用后应用干纸擦拭干净，保持干燥。

布地奈德福莫特罗粉吸入剂使用方法

装药		直拿药瓶，握住底部红色部分和药瓶中间部分，向某一个方向旋转到底，再向反方向旋转到底，即可完成一次装药，在此过程中，可以听到一次"咔哒"声，提示装药成功
吸入		呼气，注意避开吸嘴；将吸嘴置于齿间，用双唇包住吸嘴用力且深长吸气；将吸嘴从嘴部移开，根据自身耐受情况继续屏气5~10秒后恢复正常呼吸
漱口		布地奈德福莫特罗粉吸入剂中含有激素成分，为了减少口咽部念珠菌感染的风险，吸入药物后必须漱口

特别提示：布地奈德福莫特罗粉吸入剂要求吸气流速>60 L/min，对使用者要求较高，急性发作时不适宜使用。

沙美特罗替卡松粉吸入剂使用方法

第一步：打开外盖	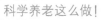 1	一手握住外壳，另一手大拇指放在拇指柄上，向外推动拇指柄直至盖子完全打开
第二步：准备药物	2	握住准纳器，使吸嘴对着自己，向外推滑动杆，直至发出"咔哒"声。此时准纳器已经准备好一次吸入的药物
第三步：吸入药物	3	先将气慢慢呼出，再将吸嘴放入口中深深地、平缓地吸入药物，继续屏气 5~10 秒，然后经鼻将气慢慢呼出
第四步：关闭准纳器	4	将拇指放在拇指柄上，尽量快地向后拉，直至发出"咔哒"声表明准纳器已关闭。此时滑动杆自动复位，准纳器又可用于下一吸药物的使用。吸完药后记得漱口

噻托溴铵粉吸入剂使用方法

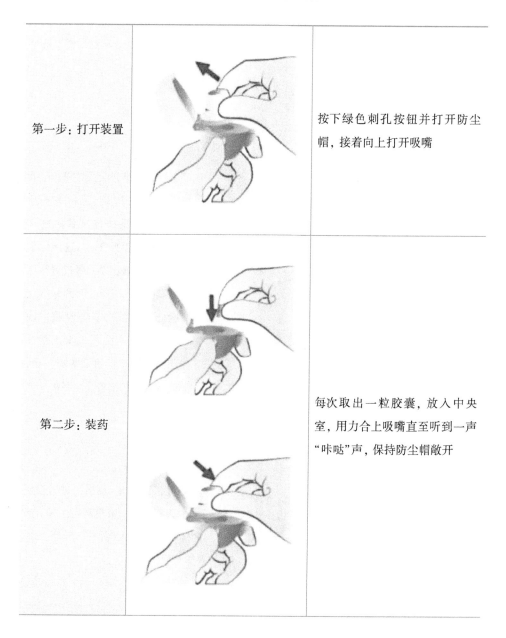

| 第一步：打开装置 | | 按下绿色刺孔按钮并打开防尘帽，接着向上打开吸嘴 |
| 第二步：装药 | | 每次取出一粒胶囊，放入中央室，用力合上吸嘴直至听到一声"咔哒"声，保持防尘帽敞开 |

第三步：刺破胶囊		手持吸入装置使吸嘴向上，按下绿色刺孔按钮，感觉到胶囊被刺破后即松开
第四步：吸入药物		完全呼气后举起吸入装置，用嘴唇紧紧含住吸嘴，保持头部垂直。注意不要按住装置的进气口。缓慢地深吸气，其速率应足以能听到胶囊振动。吸气到肺部全充满时，尽可能长时间地屏住呼吸(5~10秒)，同时从嘴中取出吸入装置，重新开始正常呼吸。重复第三步和第四步一次，胶囊中的药物即可完全吸出
第五步：倒出药物		再次打开吸嘴，倒出用过的胶囊并丢弃。关闭吸嘴和防尘帽，保存好药粉吸入装置

噻托溴铵喷雾剂使用方法

插入药瓶 （首次使用前）	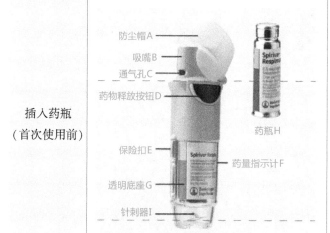	1. 盖上防尘帽，按下保险扣，拔出透明底座 2. 从盒中取出药瓶，将细小的一端插入吸入器，直到听到"咔哒"声表明其已良好对位。轻轻将药瓶抵紧，使其完全进入吸入器。药瓶一旦插入吸入器后就不要再将其拆下 3. 重新安装透明底座。使用过程中不要再拆卸透明底座
使用前准备	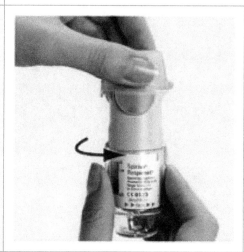	1. 手持吸入装置至直立位，盖上绿色防尘帽。按标签上箭头所示方向将透明底座旋转半周，直到其发出"咔哒"声响 2. 将绿色防尘帽充分打开 3. 将吸入装置指向地面，按下药物释放按钮，盖上绿色防尘帽 重复以上步骤，直到可以喷出水雾

图中标注：防尘帽A　吸嘴B　通气孔C　药物释放按钮D　药瓶H　保险扣E　药量指示计F　透明底座G　针刺器I

使用步骤：

1. 将绿色防尘帽充分打开，并发出"啪嗒"声响。

2. 缓慢而充分地呼气，然后用嘴唇含住吸嘴末端，但不要堵住通气孔。吸入装置应指向咽喉后部。

3. 用嘴缓慢地深吸气的同时按下药物释放按钮，然后继续缓慢而尽可能长时间地吸气，并屏住呼吸10秒或在可耐受的范围内尽量长时间地屏住呼吸

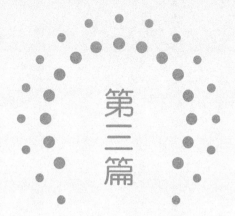

第三篇

起居有常

老年人生活起居常见误区

1. 老年人该不该"服老"

在老年群体中，该不该"服老"是大家议论得比较多的话题，有人主张老年人最好"不服老"，有人认为人老了就应该"服老"。其实，笼统地提出"服老"或"不服老"，都是不科学的。正确的做法应该是妥善处理好两者关系，该服老的要服老，不该服老的就不服老，及时调整自己的心理状态，服不服老辩证看待。

▶ 吃穿要"服老"

老年人要忌食生、冷、辛、辣，不能像年轻人一样吃大鱼大肉、抽烟喝酒无节制，随着年龄增长更要规律科学饮食。追求老来俏，保持年轻心态是正能量的生活方式，但是大冷天里，宁要风度不要温度，只求穿衣好看，不顾衣物保不保暖，就不合时宜了。有的老年人和年轻时一样喜欢穿着高跟鞋出门，忽视了老年人身体的稳定性差、易摔倒的风险。所以，在吃穿方面我们要服老，生理上保护好自己的身体，才能更好地开启心理上的追求。

▶ 干活要"服老"

年轻人忙于工作，有的老年人在家帮着忙活家务，一心想着给儿女减轻负担。老年人适当承担家务劳动对身体是有益的，但是一定要量力而行。有些老年人重活累活不让干还偷着干，生怕被阻拦，导致身体健康出现问题，反而给儿女增加了照顾负担，成了帮"倒忙"就不好了。

▶ 操心要"服老"

服老不仅是一种淡然豁达的心境，还体现在生活中的点点滴滴，在日常生活中，许多老年人对家庭的大小事情格外关注，而且事无巨细都要操心。大到买房、购电器、儿女找工作，小到锅碗瓢盆、一针一线，都要过问，把成年子女当成儿童来看待。殊不知年轻人有着自己的观点和态度，有自己的处理办法，无须老年人过分操心。儿孙自有儿孙福，学会放手，儿女的事就让儿女们自己去处理，更多地选择支持儿女们的意见不仅可以让自己宽心，和睦的亲子关系还会让生活更舒心。

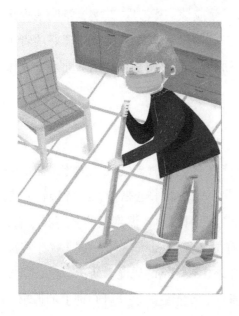
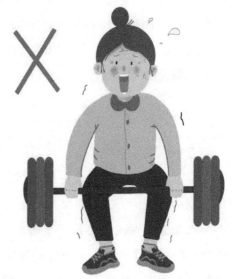

对于老年人来说，因为年龄增长，各项身体机能下降，无论是日常生活还是运动锻炼都要量力而为，以免伤身，但是从心理上则可以不服老，保持年轻的心态、积极向上的生活态度，可以让人生活得更幸福。

▶ 坚持锻炼不"服老"

随着人们健康意识的提升，老年人普遍越来越重视身体锻炼。老年人多参加有利于增强心肺功能的锻炼，如太极拳、集体舞、扭秧歌、散步等，形成规律锻炼的习惯，对身体是十分有益的，不过要注意锻炼前正确热身和锻炼过程中做好安全防护。

▶ 享受生活不"服老"

要想老年生活充实而有趣，不妨给自己的生活设立小目标，生活有方向，行为有动力，生活就不会乏味无趣了。在自己的能力范围内继续发挥余热，享受奉献的乐趣；参加有意义的社会活动，充实感、满足感和荣誉感会让老年人觉得自己仍是社会不可缺少的一员；尝试一些新事物，培养一些兴趣爱好，学习一些新的知识，不让头脑僵化、不让心灵被束缚。这些都是感受"夕阳无限好"的重要前提。

2. 起居无节，作息混乱

《黄帝内经》告诫人们，如果"起居无节"，便将"半百而衰也"。就是说，在日常生活中，若起居作息毫无规律，恣意妄行，就会引起早衰甚至损伤寿命。

葛洪在《抱朴子·极言》中指出："定息失时，伤也。"生活规律破坏，起居失调，则精神紊乱，脏腑功能损坏，身体各组织器官都可产生疾病。

随着年龄的不断增长，身体的形态、结构及其功能开始出现一系列退行性变化，如适应能力减退、抵抗能力下降、疾病发生率增加等。衰老是生命过程的必然，但可通过养生延缓衰老。

有些人生活作息很不规律，起居不定时，贪图一时舒适，四体不勤，其结果将加速衰老。特别是年老体弱者，生活作息失常对身体的损害更为明显。据研究资料表明：只有建立合理的作息制度，休息、劳动、饮食、睡眠，皆有规律，并持之以恒，才能增进健康，延年益寿。

3. 旧物不能丢

许多老年人经历了物质十分匮乏的年代，养成了节俭的习惯。"新三年，旧三年，缝缝补补又三年"，家里的旧物不管有用没用，都喜欢收集起来，以备后用。

殊不知这种习惯对生活会造成意想不到的困扰，甚至是麻烦。

首先，家里堆积大量旧物对居家环境可能造成隐患，我们经常看到老年人家中玄关、客厅、卧室堆满了各种各样的杂物，导致室内空间非常狭小，若老年人行动能力和视力下降，在这样逼仄的空间中很容易发生跌倒。

其次，有许多旧物不仅占用空间，还对身体有坏处。如一些不再使用的被褥、旧衣物等，长时间存放后如果遇到雨量增多，空气潮湿的时候，就成了真菌最喜欢的居住环境，皮肤接触后非常容易诱发皮肤疾病。即使再次使用前进行充分的清洁，因为真菌的生命力非常顽强，也很难完全去除。

另外，在我们生活中还有很多物品也是不宜长久存放再使用的，一些木质的桌椅在长时间存放之后质量会大不如从前，如果使用时不慎跌倒摔伤那就适得其反了，所以一些不用的物件还是建议尽早丢弃。

"杂物、旧物都是宝"，别以为它们只是多占了一些空间，在安全逃生的紧急时刻，它们也可能会成为生命的"绊脚石"。为了保障老年人的安全，要注意定期清理家中杂物，保持通道畅通无阻。

4. 能省则省

节俭是老一辈刻在骨子里的美德，很多老年人信奉"能省则省"的生活原则。

有些老年人视力本来就不好，还舍不得开灯，导致房间光线灰暗，增加了跌倒的风险；一些老年人把用过的水，用盆或桶盛着留待二次使用，不仅污水挥发污染居住的环境，还增加了不小心打翻造成滑倒摔伤的风险。

一些使用多年的电器不舍得更换，殊不知电器老化极易引发火灾；有些电器需要及时更换，也有些电器是需要定期保养的，否则也会隐患重重：空调堆积污垢，不仅制冷或制热效果明显下降，还会散发难闻气味影响健康；油烟机油污堆积，吸力不够，导致油烟排不出去；冰箱长期不保养，制冷效果越来越差，还会滋生细菌；热水器不定期维护，堆积水垢，容易引发皮肤病。

除了电器，一些居家用品也是要及时更换的：毛巾使用时间过长，深入纤维缝隙内的细菌很难清除。床上用品使用过久易滋生螨虫，螨虫是引起过敏性鼻炎、过敏性哮喘最常见的致敏原，虽然定期清洗和晾晒床上用品，也难以彻底清除。因此，毛巾和床上用品应定期更换。

节约能源是每个公民的义务，但是不能一味地追求节约而忽视因节俭带来的安全风险。

5. 住房看"风水"

不同年代的人有着不一样的观念、不一样的信仰。很多人信奉住房要讲究风水，特别是很多老年人对此深信不疑。

其实我们要用科学的态度来看待住宅风水。比如说风水中讲究朝向和采光，按照其原则挑选的房子是日照和通风充足的，于居住是舒适有利的。同时，风水与心理学也有着一定的关系，当老年人居住在自己满意的房子里，他会更安心踏实。反之，不管是否真的有影响，可能也会时常担心。

但有很多老年人常常将幸运与不幸运的事都归于风水不好，这就完全没有必要了。站在科学的角度，住房和居家的选择应该从是否有益身体健康方面考虑，而不应该迷信风水。

为了"好风水"，有些农村将自建房建在靠近马路的地方，甚至是高速公路旁，车来车往其实不利于老年人休息，空气质量也不好。有些家庭会在入户玄关处摆放金鱼缸，这样的安排一定要考虑家里的空间，以不影响老年人行走活动为宜，鱼缸要固定牢靠，以免发生意外。有些老年人信奉睡觉头要朝向一定方位，不然就难以入睡，一方面，要尽可能满足老年人的需求，另一方面要调整居家布局，避免晚上起夜时磕碰摔倒。除此之外，一些老年人在家中烧香礼佛，虽然这可以在心理上给予老年人慰藉，但是长期烧香产生的烟雾会污染室内空气，也可能诱发呼吸系统疾病；同时，如果没有足够的安全意识，还可能引发火灾。这样看来，好风水不一定利于身体的健康；讲究"风水"，切记不要忽视其对身体的伤害。

6. 新型家电没啥用

很多老年人对于新事物持保守态度，不愿意改变现有的生活习惯，又或者出于节俭考虑，不愿意花钱去置办新家电，总觉得那些花里胡哨的新型家电没啥用处。其实，智能化是未来互联网家装发展的趋势之一，智能化的产品极大地方便了我们的生活。针对老年特殊群体，一些智能家居的选择会给生活提供非常便捷且又安全的居家环境。

▶ 智能化电器：洗碗机

老年人不选择洗碗机除了考虑费用，更多的是因为习惯问题，觉得手洗更快更方便。其实洗碗机不仅有加热消毒功能，一些不易清洗干净的餐具的细小位置，洗碗机也可全方位地清洗到。使用洗碗机洗碗，只需将碗碟放入机器内然后启动机器，不但避免劳累，还可以将节约的时间用于与家人享受欢乐时光。另外有研究报告指出，从计算水、电成本方面来看，其实洗碗机洗碗比手洗更节约。

▶ 智能化电器：扫地机器人

扫地机器人是"神器"还是"鸡肋"呢？使用过的人都说，扫地机器人不仅节约了处理家务的时间，还可以预防疾病。为什么这么说呢？因为扫地需要弯腰，老年人长时间或频繁地弯腰容易造成腰椎的损伤。所以，老年人可以考虑用扫地机器人解放双手。

▶ 智能化电器：智能衣柜

在南方潮湿的梅雨季节，智能衣柜可以启动除湿杀菌功能，部分智能衣柜还具有自动升降功能，老年人在挂取衣物的时候可以更加轻松便捷。

目前，市面上有很多新型家电产品，老年人可以根据预算和需求进行选择，新型家电的使用可以解放双手，提高生活质量的同时提升幸福感。

健康起居这么做

1. 规律作息，起居有常

每个人身上都有一个无形的生物钟，它使生理情况随昼夜时间变化而变化，形成"昼夜节律"。人体生物钟的运转规律，大多数都是昼高夜低。但由于每个人的生活环境、生活习惯各不相同，加之光线、温度、社交活动、药物等因素的影响，昼夜节律也会随之而发生变化。长期的生物钟紊乱会导致失眠，甚至会增加肿瘤、糖尿病、肥胖、抑郁症的患病风险，所以规律的"生物钟"至关重要。

人的生物钟是长时间形成的一种生理反应，也就是说时间久了，身体会记忆我们的生活作息，规律的作息不仅可以给我们一个健康的身体，还能让我们成为一个自律的人。养成良好、有规律的生物钟，首先需要坚持固定的作息时间，一般上床时间不晚于晚上 11：00；其次，坚持锻炼也是建立规律生物钟必不可少的，日间安排 30 分钟左右的锻炼，可以加速身体的代谢，有利于规律生物钟的建立；最后，规律的生物钟不可忽视睡眠质量，不摄入过量的咖啡、茶、可乐等含有兴奋剂的饮品，创造好的睡眠条件，减少睡眠中的噪音干扰等都很重要。

从健康的角度讲，不规律的作息害处多多。睡眠是新陈代谢活动中重要的生理过程。晚睡熬夜容易使人疲劳、精神不振，人体的免疫力也会跟着下降，感冒、胃肠感染、过敏等都会找上自己。长期熬夜，会导致出现失眠、健忘、易怒、焦虑不安等症状。保持规律作息，养成定时睡觉、起床的习惯，能帮助我们建立自己的生物钟。

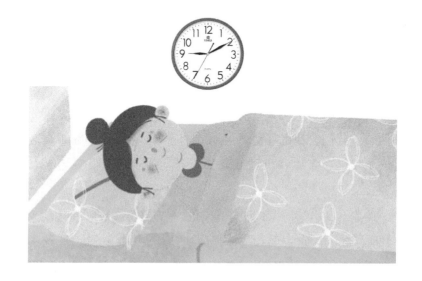

2. 重视半小时午休时间

有研究发现许多老年人晚上睡眠不好，这时候白天如果能用午休来补充睡眠，对缓解疲劳效果是非常明显的，不仅可以消除紧张，还有利于预防疾病。

不过，要提醒的是，午睡必须要选择一个合适的场所，才能使身心得到放松。一些老年人饭后经常坐在椅子上、沙发上，以坐着打盹的方式来进行午睡，这样不利于健康。因为坐着午休会导致大脑供血不足，醒后会产生头昏、耳鸣、眼花、乏力、面色苍白等大脑缺血缺氧症状，需要经过很长一段时间才能逐渐恢复。趴在桌上睡觉也是不可取的，伏案睡觉会压迫眼球,造成眼压过高,导致视力受损从而引起老年人跌倒。

有些不喜欢午睡的老年人觉得午睡之后比睡之前更累,殊不知,那是因为午睡时长不对,午睡时间过长,容易陷入睡眠惯性,就是人刚从深睡眠中醒来出现暂时性的低警觉性、行为紊乱、认知能力下降的状态。另外午睡时间过长也会导致晚上睡眠困难。因此,午睡的最佳时间在半个小时左右。

3. 有"老人味"怎么办

很多时候,我们会在老年人身上闻到一些比较特殊的味道,这种味道很难描述,尤其是在高龄和患病的老年人身上更明显,很多老年人自己往往闻不出来。

美国、瑞典、日本等国家的科学家对这一现象做了不少研究,发现"老人味"确实是存在的。它主要和身体代谢所产生的"2—壬烯醛"这种不饱和醛有一定的关系。超过40岁的中年人,体表抗氧化物质会逐渐减少,皮肤表面分泌的2—壬烯醛产生堆积,老人味不可避免地就产生了。此外,随着年龄的增长,人体新陈代谢开始变慢,皮肤的表面容易沉积死皮。如不及时清理,越积越多,时间久了,被体表细菌分解,也会产生特殊的气味。

▶ 有"老人味"怎么办? 这些小妙招不妨试一下

● 老年人虽然行动不便,但是,也要注意身体清洁。一定要勤洗澡、勤换衣服,这是避免"老人味"最有效的手段。

● 老年人在饮食上应注意口味清淡,选择一些比较容易消化的食物和水果,这样不仅能保持肠胃的正常运作,同时也能避免气味过大。这也是预防"老人味"的方法之一。

● 坚持适当运动,不但能使身体得到有效的锻炼,还可以使身体循环加速,在某种程度上,也能驱散身体的"老人味"。

4. 老年人隐私部位护理

隐私部位发生问题，很多老年人受传统观念局限，往往难以启齿，但相对于年轻人，随着抵抗力的降低，老年人发生老年性阴道炎、尿路感染、前列腺炎等问题的概率是明显升高的。正确有效的隐私部位护理，不仅可以减少会阴分泌物、祛除异味，增加舒适感，还可以预防感染和减少其他疾病发生。

老年性阴道炎多好发于绝经后的中老年女性，常见症状为外阴部出现瘙痒、灼热等不适感。阴道分泌物增多，呈黄水状，严重者可有血样脓性白带。这个时候很多老年人会选择频繁清洗，但是切记一定不能用肥皂、淡盐水等有刺激性的液体去清洗外阴，因为老年妇女的外阴皮肤本来就干燥、萎缩，经常使用肥皂等刺激性液体去洗，容易破坏隐私部位的微平衡，也会加重和损伤外阴皮肤，用温水清洗会阴部即可。活动不便或卧床的老年人在家人的协助下，每日常规进行会阴部位清洁。除此之外，要勤换洗内裤，内裤要选择宽松舒适、纯棉布的，适当增加饮水量，避免食用辛辣刺激的食物，如果仍不能缓解，就需要尽快就医查明原因，对症用药。

前列腺问题是老年男性常见的健康问题，很多老年男性常因排尿困难、急性尿潴留等到医院就诊。目前虽然没有百分之百的方法可以杜绝前列腺疾病的发生，但是做到以下几点，可以预防或推迟它的发生。

- 注意休息，避免熬夜和不规律作息；
- 多运动锻炼身体，避免久坐引起前列腺充血；
- 合理膳食，多吃蔬菜水果，少食辛辣刺激性食品；
- 限制酒精类和含咖啡因类饮料的摄入，减少刺激；
- 如果已经出现前列腺问题，则需更加注意，如防止受寒，寒冷往往会使病情加重；
- 适量饮水，不憋尿；
- 慎用药物，阿托品、颠茄片及麻黄素片、异丙基肾上腺素等可加重排尿困难，剂量大时可引起急性尿潴留；

● 小便后稍加按摩小腹，点压脐下气海、关元等穴，有利于促进膀胱排空，减少残余液。

老年人遇到隐私部位问题是非常常见的，遇到隐私部位发生不适时，要克服心理障碍，尽快就医，寻求帮助。

5."性"福晚年

老年人有性要求和性行为都是正常的生理现象。受传统观念的束缚，很多老年人认为年纪大了，性欲和性行为就应该停止，而且性生活的目的是生儿育女，老年人已经过了生育年龄，故不该有性生活。

其实，"性"不是单纯为了繁殖后代，而是人类感情的需要，它可以给人以幸福、快乐与满足。协调的性生活有益于老年人的身心健康，其性要求和性行为如果受到不恰当的抑制，得不到应有的满足，就会引起精神上的烦恼和身体上的不适。

老年人由于性器官及其功能衰退，性激素分泌减少，除了直接性交得到满足之外，还可以通过语言、触摸、接吻等方式，获得性感受。当然，老年人性生活还需注意频率，如果过于频繁，很容易带来一些不良的影响，甚至会影响到正常的生活。关于老年人房事频率没有固定的标准，要因人而异。老年人毕竟不像年轻人那样，有着旺盛的精力和体力，在进行房事的时候难免会有力不从心的时候。这个时候就需要夫妻二人多多沟通，要理解和鼓励对方，不要出言嘲讽，以免产生矛盾。

老年人在进行房事的时候，有可能会出现一些意外情况。尤其是一些有心脑血管疾病的老年人在进行房事的时候，要注意控制情绪，当感觉不舒服的时候要停止房事，不要逞强。如果休息了一会儿，依然感觉不舒服，就要及时就医。老年朋友们在进行房事的时候，要以健康为前提，要量力而行，不要过于勉强。

6. 老年人居家环境安全——客厅

随着人们生活品质的不断提高，居住环境的设计逐渐被老年人关注。老年群体居住环境的设计与年轻人追求时尚、个性不同，重点在于尽量去除妨碍老年人生活或造成行动不便的环境因素，或调整环境使其能补偿机体缺损的功能，以满足老年人的生活需求。

对于中老年人来说，客厅是他们大多数时间活动的地方，面积要尽可能宽敞，多采用无障碍设计，不要设计过于复杂的墙体及吊顶，设计风格要根据其个性和审美来决定，选择适合老年人的风格及色系，最好选用给人温暖感觉的色彩，因为灰暗的房间容易营造一种寂寞的氛围，不利于老年人的心理健康。另外也可以通过采光设计弥补不足，老年人对光线亮度适应能力弱，对光照变化的适应能力差，随之而来的是发生意外的概率就会增加。室内光线不好的情况下，可以考虑利用灯光来进行弥补，灯光宜光线柔和、舒适、均匀，避免光源直接暴露，可以选用磨砂玻璃灯罩，避免光线刺眼。

客厅内部分装修材料的选择对于老年人来说也非常关键。如地面不宜太光滑，应选择具有耐磨和易擦洗功能的地板，最好有一定的摩擦系数，因为老年人步履稳定性变差，应注意防止滑倒。瓷砖地板在冬季保暖性能差，不利于老年人的健康，最好是选用木质地板，其性质与硬度均适宜老年人。墙体如有凸出部位，考虑老年人稳定性差，易撞伤跌倒，可选择带有缓冲性的发泡墙纸以减轻老年人发生碰撞时的撞击力。

老年人居家还有许多需注意的地方，比如居室陈设以简单为宜，不随便更换位置；不用多棱角的家具，家具高度适当，不要选用过高的家具，避免因过高够不着而需搭台取物的情况，这对行动不便的老年人而言十分不利，容易出现安全事故。家具过低也需避免，老年人在弯腰或者下蹲时，非常费力和不便，也容易诱发晕厥和关节损伤。室内一些小的设施设置也万万不可忽视：使用的推拉门应选用低平轨设计，其好处在于导轨与地面平滑过渡，无障碍进出，方便使用轮椅的老年人顺畅通行；电器开关及插座应清晰、醒目，容易操作，电源开关应选用宽板、防漏电式按键开关，以便于手指不灵活的老年人用其他部位进行操作。考虑整体，关注细节，不仅要住得舒服，还要住得安全。

7. 老年人居家环境安全——卧室

老年人通常畏冷喜阳，其卧室宜选择南向房间，白天时可以很好地引入室外光线，提供充分的自然采光。最好安装纱帘和织锦的双层窗帘，随时调节室内亮度，避免强光刺激，保障睡眠休息条件。在复式住宅、别墅类住宅中，宜将老年人的卧室、起居室等主要生活空间布置在首层，避免让老年人频繁上下楼梯。老年人的卧室设计布局需提前做好规划，要充分考虑到后期轮椅使用的便捷性。

很多老年人对睡觉时头的朝向有要求，排除"玄学"之说，从健康角度考虑卧室内床的摆放一般宜与窗户平行，而不适合与窗垂直，因为与窗垂直就会头部或脚正对窗户，空气对流时容易着凉。关于床的选择，硬板实木床对腰椎不好的老年人是最合适的，另外，目前市场上有非常多的护理床种类，可以实现电子遥控，分区调整位置等，这些功能有利于满足老年人的睡眠需求。老年人皮肤弹性差，特别是一些皮下脂肪不足的老年人，床品的选择也是不可忽视的，被褥要平整、柔软、透气性好，以棉织品为佳。枕头要舒适、高低适中：过低会使头部充血，易造成眼睑及面部浮肿；过高会妨碍头部血液循环，易造成脑缺血和落枕，出现颈部酸痛、头痛、头晕、耳鸣等不适。特别是有颈椎病的老年人不能用高枕。

安静的环境利于老年人的休息，老年人对噪声非常敏感，即使听到声音不大的噪声也会使机体感觉不舒服，出现情绪不佳、烦躁不安，最终影响休息和睡眠，甚至导致老年人出现健康问题，因此卧室门窗设置就尤为重要，应该做到开闭噪音小、密封性能好，开启时可以达到良好的通风效果，闭合时可以有效地阻断噪音，为老年人的休息提供安静的休息条件。

8.老年人居家环境安全——厨房

厨房作为家居环境四大功能区域之一，是老年人生活中不可缺少的部分。从老年人的视角出发，有针对性地设计和改造，才能让厨房更加契合老年人的诉求，创造出最适合老年人的生活空间。可以考虑客餐厅一体化的设计，将客厅、餐厅、厨房三个空间打通，提升空间通透性，老年人行动起来更加方便，还能增加家人之间的交流。

厨房内分区的设计，可以参照老年人烹饪的习惯，或者可按照"拿菜—洗菜—切菜—炒菜—盛菜"的流程来合理规划。另外现在的厨房小电器越来越多，很多小电器可以让老年人做饭更轻松，也可以提前做好规划。厨房内柜子的大小、台面的高低是直接影响老年人使用感受的，一般切(备)菜区的台面宽度最好大于 90 cm，橱柜高度建议在 75~85 cm，这样老年人操作起来会更加方便，不费力。厨房吊柜下可安装灯带，增加亮度，老年人做饭时可以看得更清楚。吊柜门尽量选择推拉开关的方式，这样可以避免身高较高的老年人柜门打开时头部不小心撞伤，如果柜门安装拉手，柜门拉手造型应注意造型圆润，安装需处于老年人舒适操作高度范围之内，便于老年人抓握。也可以选用按压式的柜门设计，老年人使用起来更方便。

炊具应采用开、关、火力调节方便的产品。厨房内易燃易爆的物品较多，不可忽视使用安全，炉灶可与抽油烟机联动，点火的同时抽油烟机启动，关火后抽油烟机延迟工作一定时间再自动关闭。燃气灶最好有防干烧、自动断火功能，避免老年人在烹饪时因为忘记关火而带来安全问题。特别提醒，因老年人健忘，经常会引发一些安全事故，可以考虑在厨房安装智能浸水报警器、烟感报警器、可燃气体报警器，也可以装置煤气泄漏自动断阀器、自动灭火装置或自动洒水装置，以确保安全。

9.老年人居家环境安全——卫浴

卫生间地板湿滑，是老年人最容易滑倒的地方。数据显示，我国每年大约有 4000 万老年人会因为地面湿滑而滑倒，其中 50% 就发生在卫生间里。

老年人使用的卫生间空间尺度应适宜。空间尺度过大，则洁具分散，不但增加老年人行动距离，而且难以扶靠，增加滑倒可能；如果空间过小，又容易造成磕碰，不但轮椅难以进入，还阻碍护理人员进场协助。特别是浴室的内部净尺寸尤其应尽量宽松，方便护理人员进入。要提醒注意的是，当老年人不慎摔倒时，身体通常会挡住大门，使救助者难以进入。为便于紧急情况下开展急救，老年住宅卫生间大门应避免向内开启（也可采用180°内外双开门）。

卫生间内建议选用具有防爆功能的玻璃和镜子，防止破碎后伤害老年人。一些卫浴产品的选择也要提前充分考虑，恒温花洒可以使水的温度保持恒定，防止过热造成烫伤，过冷导致受凉。使用淋浴比使用浴缸更安全，因为浴缸底面较滑，老年人进出和站立时很容易滑倒。对应淋浴的位置应提前考虑洗浴凳的安装，位置距离要合适，坐凳材质要防水、防锈、防滑。如果采用的是钉挂墙壁的可折叠的座椅，还需注意安装的牢固性。

弯腰和下蹲对老年人来说是有些难度的姿势，但是如厕时这两个动作必不可少。尤其是蹲得久了容易发生头晕、眼花、摔倒，且年龄越大的人越容易受伤。考虑老年人平衡能力、腿部力量都大不如前，老年人的卫生间应尽可能地选用坐便器，且在坐便器周边安装"L"形扶手，在危险高发的如厕区、洗浴区侧边，还应设置紧急呼叫装置。安装位置既要以方便老年人紧急情况下使用为宜，又要避免误触。

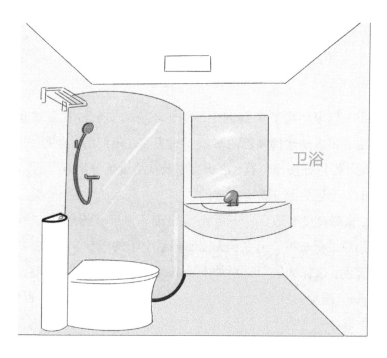

卫生间水多潮气大，容易滑倒。卫生间地面经常有水，老年人稍不留意就会滑倒，因此装修的时候建议选用防滑瓷砖铺贴卫浴间地面，但要注意选择容易清洁的款式，有些砖表面不平，有凹槽，容易积攒污垢，不便于清洁。如果瓷砖没有选择好，也可以考虑使用大面积的防滑垫，或在瓷砖上做表面切割处理，这样也有很好的防滑效果。卫浴间内人体排出的废物、纸篓、下水道、脱落的毛发、除味剂、氨气等各种污物与潮湿交织，如果通风不畅，有可能成为病菌繁殖场所。所以卫浴间最好要有窗户，经常开窗通风，而且建议每次使用卫浴间后，都要打开换气设备，每天清洁打扫等，避免细菌滋生。

为了方便老年人起夜，还可在一些墙壁拐角处设置地灯照亮路面，增加老年人夜间起床的安全保障。

10. 老年人居家环境安全——室外

在老年人居家环境安全管理中，室外环境的安全常常会被我们忽视，但在现实中老年人从楼梯跌落的事故时有发生，出门后摔倒跌伤也是非常常见。因此，处理好楼梯位置、踏步高度及扶手设置等细节问题，减少老年人使用时的安全隐患是非常有必要的。

首先，楼梯高度要适宜。一般住宅的楼梯为了节约空间，往往会将踏步尺寸控制在最低标准。但老年人需要频繁上下的楼梯，需降低踏步高度，增加路面宽度，以保证使用时更加安全省力。户内楼梯的踏步高度建议为160~170 mm，踏步宽度宜大于220 mm。户内楼梯的梯段宽度也要适当增加，尽量争取净宽在900 mm以上，以便辅助人员搀扶老年人上下。另外，楼梯踏步前缘应进行防滑处理，防滑条尽量不要凸出于踏步表层，如有凸出，其凸出高度应在3 mm之内。当踏步前缘前凸时，凸缘距离不宜超过10 mm，且凸缘下口应抹斜角，以免绊脚。楼梯最好两侧都设有扶手，且扶手在楼梯的起止端应水平延伸300 mm以上，以便手在身体前侧撑扶手，保证脚踏平稳后手再移开。楼梯的踏步特别是下行踏步的起始端不应离门太近，以免开关门时因没有足够的避让空间而发生冲撞或跌落。楼梯踏步应方便老年人蹬踏，并应注意设置缓步台，缩短跌落距离，避免老年人摔倒后连续跌落，造成严重后果。

除了楼梯之外，户外走廊作为老年人日常通行的主要通道，应通过合理的适老化设计，为老年人打造一个合理、安全的通行空间。应充分考虑到双向通行或偏瘫患者只能有一侧肢体用力的情况，走廊两侧最好都设置扶手。当受到走廊宽度不足、走廊一侧门过多等条件限制时，也须至少保证一侧扶手的设置。扶手须尽量在管井门、落地窗等处保持连续性，以保证老年人通行的安全和便捷。走廊扶手一般不必分上下双层设置，设置一根高度为750~850 cm的扶手即可。扶手要手感舒适、连接牢固，截面尺寸便于手掌扶握，扶手端部应采取向墙壁或下方弯曲的设计，以防止老年人使用时因衣袖或提包带被钩住而跌倒。走廊尽头或室内走廊与室外转换走廊转换位置可以安置鞋凳，方便老年人休息或更换鞋子。鞋凳应设置在门前方，保证门开启时与人保持距离，避免撞伤。如果老年人喜欢在走廊内停留观望、闲话聊天，可设置适宜的座椅供老年人休憩、交流。可以考虑在独居老年人室外走廊上方顶角安装视频监控系统，方便在外子女通过监控系统对独居老年人生活进行远程关注，同时还可以关注是否有陌生人经过和出入。

11. 智能家居让生活无忧

智能化是未来互联网家装发展的趋势之一，智能化的产品极大方便了我们的生活。针对老年特殊群体的一些智能家居产品能给老年人提供非常便捷且又安全的居家环境。

▶ 智能门锁

出门忘记带钥匙，家门进不去怎么办？智能门锁只需指纹或刷脸就能轻松开门，非常适合老年人使用。另外，有些智能门锁还配有猫眼功能，可在手机 App 上查看门口情况，有陌生人在门前长时间停留或是进行撬锁等危险行为，远程实时监控功能会自动推送异常警告并录像保存至云端，可保护独居老年人的安全。智能门锁之外还可以考虑安装智能门磁，因为老年人记性不好，可能忘记关门。智能门磁有督促提醒及时关门的功能，而且还可以通过手机远程查看家里的门窗有没有关闭。防止老年人因忘记关门造成家里财产损失。

▶ 电动窗帘

老年人易健忘，经常躺在床上才发现窗帘没关，又要起床穿衣去关窗帘，不仅增加跌倒风险，在冬天还容易受凉。小小的电动窗帘就可以解决这个问题。电动窗帘有的是遥控控制，有的是语音控制，不管哪种方式都无须靠近窗帘就可以轻松实现开关功能，甚至有些还设置有定时开关功能，老年人可以根据自己的生活习惯设置定时开关，这样不仅吻合了老年人的生活规律，还可以让老年人在清晨醒来就看见满屋的阳光，开启一天的好心情。

▶ 烟雾燃气传感报警器

烟雾燃气传感报警器是通过监测空气中烟雾或燃气的浓度来实现报警或火灾防范的。如正在沸腾的热水不慎熄灭燃气灶的明火就很容易造成一氧化碳的泄漏，如果不能及时发现，家中的老年人就容易发生一氧化碳中毒，甚至还有可能引发火灾，烟雾燃气传感报警器可以实时监测环境中的烟雾等浓度，一旦超过警戒线浓度就会发出报警声进行提醒。

▶ 一键 SOS 呼叫系统

遇险无法求救或求救不及时是导致老年人在家里发生意外，甚至死亡的重要因素之一。一键紧急呼救按钮是一套类似医院病床呼叫设备的装置，在房间装上紧急按钮，紧急时刻轻轻一按，对应的智能终端就会在第一时间接收到报警信息，同时，系统也会第一时间通知家人，这样家人就可以及时赶到，减少耽误时间造成的风险。

一键SOS呼叫系统

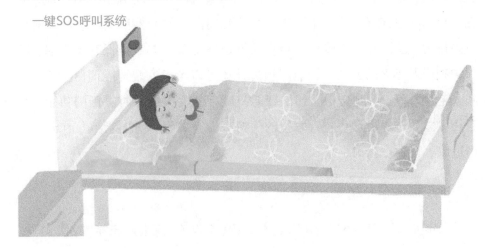

12.特殊老年人居家环境——患有呼吸系统疾病的老年人

对患慢性呼吸系统疾病的老年人,居家环境需特别关注温湿度的调整:室温过高,易使老年人感到胸闷,呼吸不畅,加重呼吸困难;室温过低容易让老年人受寒,诱发呼吸系统疾病;空气湿度小,人体会蒸发大量水分,引起皮肤干燥、口干、咽痛等不适,对于患有呼吸系统疾病的老年人来说还会使呼吸道黏膜干燥,痰不易咳出,增加肺部感染的机会,加重病情;空气湿度大,老年人会感觉胸闷气短。老年人居家温度宜保持在18~22℃,湿度控制在50%~60%,维持稳定适宜的温湿度,定期开窗通风。居室内空气新鲜、氧气充足有利于老年人进行气体交换,改善呼吸问题。

根据老年人身体状况,家中不仅要做好温湿度管理,还要提前预留方便老年人使用的制氧机位置及电源,适当进行吸氧治疗。另外,有呼吸系统疾病的老年人居住的环境中应减少使用毛絮较多的家纺物品,不宜使用鸡毛掸子等易脱毛的家居物品,室内避免养殖宠物和有花粉的植物,以减少加重疾病的诱因。条件允许的家庭可考虑安装新风系统,新风系统可以称为房屋的"呼吸系统"。无论是室外的PM2.5、可吸入颗粒物,还是室内的粉尘、甲醛等空气污染,以及空气中的一些细菌、病菌,新风系统均可有效过滤、稀释,在将污浊空气排出室外的同时将洁净的富含氧气的新鲜空气送进室内。

13.特殊老年人居家环境——有视听障碍的老年人

随着年龄的增长,很多老年人会出现视物模糊、听力下降的情况,人们常常会认为这是衰老引起的自然变化而延误就医,从而导致疾病进一步发展，直至出现视听功能退化或障碍，严重影响老年人的正常生活，且增加跌倒等风险，威胁老年人的生命健康。

老年人视力、听力障碍不但严重影响老年人的身心健康，直接导致沟通交流障碍，避险能力下降，而且还会引发很多的心理问题，在一定程度上可加重脑萎缩，使老年痴呆提前到来，影响老年人的生活质量。

老年人一旦出现视听功能下降或障碍时，一定要尽早就医，排除疾病因素，早期治疗避免进行性加重是目前最有效的方法。患有视听障碍的老年人往往缺乏方向感和安全感，在居家生活中同样存在很大的安全隐患，因此，安全舒适又温馨的居家环境对此类老年人来说更加重要。

视听障碍老年人居住的家庭环境布置应保持简单，结合老年人的生活习惯和生活规律，定位家居及常用物品的摆放，不轻易更改位置，这样便于老年人记忆，可在较短的时间内准确地取放使用的物品。也可以考虑使用触感明显的识别进行标记，便于视听障碍老年人能够及时识别。桌椅等尖锐的拐角尽量选取圆弧设计或加装防撞条进行保护。家具物品的选择应减少玻璃、瓷器等易碎物品的使用，尽量降低跌落后破损造成意外伤害的风险。视力障碍老年人居住的环境中不妨安装一些智能语音提示器，通过语音提醒帮助老年人及时识别位置。听力障碍的老年人居家环境中则可以考虑借助不同颜色的定位标识来打造安全、有序、温馨的居家环境，让老年人住得更舒心。

14. 特殊老年人居家环境——得了阿尔茨海默病的老年人

有数据显示，中国目前有 800 万名阿尔茨海默病患者，到 2030 年预计将达到 1200 万名。面对年过古稀的老人，除了亲人的陪伴，居家适老化改造也很重要。因为家是老年人的主要生活场所，由于患有阿尔茨海默病的老年人记忆衰退，对自身和环境的辨识能力下降，无法正确处理身边的危险,老年人在日常生活中容易出现不少安全问题,营造一个安全又人性化的居家环境对于患者及看护者都是非常重要的。

正确管理危险物品

将有毒、有害、锐利或易碎的物品锁好,如刀具、剪刀、玻璃器皿、清洁剂、过期食物、筷子、牙刷、洗发水、漂白剂、洗衣液、洗手液、消毒剂、洗洁精、肥皂等。病症发展到晚期,老年人完全丧失认知能力,房间内的镜子等都须移除。定期检查冰箱里及其他位置储存的食物,避免老年人吃过期或霉变的食品。

消除安全隐患

安装煤气、电源安全报警装置,建议平时将煤气或天然气的阀门关闭;关闭小家电的电源,如烤箱、微波炉、电热水壶,调低热水器的加热温度;使用电水壶时需选择有自动开关的;不要使用电炉子、电热毯等大功率的电加热取暖装置;火柴、打火机等不要放在老年人能接触到的地方;最好在家中安装烟雾探测装置。

借助智能系统促进安全保障

在老年人的床边安装智能起夜系统,当老年人起夜时,床边的扶手、走廊的扶手、厕所的灯会自动亮,为老年人照亮整条道路;在大门口安装智能感应器,每天晚上睡觉前打开开关,半夜老年人如醒来外出,走到门口前,感应器会自动报警提醒照护者,避免老年人走失。

有研究表示,阿尔茨海默病老年人的居家环境中可使用和摆设家庭老照片或老物件、老家具,强调和过去的联系,可以减轻老年人身份焦虑,引发其对过去的回忆和思考,形成精神上的稳定和安抚作用,有利于延缓记忆障碍的发展。

15. 特殊老年人居家环境——长期卧床的老年人

对于居家养老的老年人，特别是因为失能或半失能而不得不长期卧床的老年人来说，床不仅是睡觉和休息的地方，而且是日常生活的主要场所。针对行动不便的卧床老年人，目前市面上有非常多种类的护理床，护理床的优势是专门为行动不便的卧床者设计的，可以方便照护者对卧床老年人的护理，还可通过半手动或电动遥控，方便老年人自行实现抬高床头床尾，左右改变卧位，方便其进食或娱乐时采取不同姿势，增加其生活信心和生活乐趣。

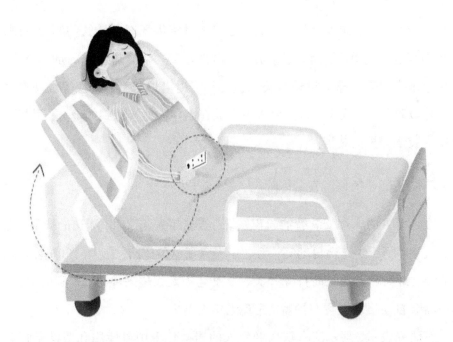

面对居家卧床的老年人，单单选择一款舒适的床并不能从本质上保障生命安全和提高生活品质，还需高度关注因卧床而引发的其他并发症风险，如压疮、下肢静脉血栓、坠积性肺炎等。可遵照医生建议，配备减压气垫、

电动按摩气压泵、家用氧气机、呼吸机等一些简易医疗设备，打造安全舒适的家庭病床。

针对卧床老年人，除了舒适度和并发症的管理，其心理健康也是不可忽视的。长时间卧床，失去正常的信息交流不仅给老年人造成负面情绪，还容易导致心理障碍。在视线方便的角度安装电视机，或配备方便老年人操作的手机、平板等移动信息设备，分散卧床老年人的时间和精力，不仅可以丰富卧床老年人的生活，还可以帮助其树立积极生活的信心。

16. 居家安全常识

即使是平时看起来温馨的家，可能也暗藏重重危险，对于缺乏安全知识的老年人来说，在家并不等于绝对的安全，居家时间长易倦怠，容易发生意外，居家安全不可忽视，要时刻警惕。

▶ 用火安全

• 不在酒后、疲劳状态和临睡前躺在床上或沙发上等堆积易燃物的地方吸烟，避免诱发火灾。

• 在使用酒精时注意通风，并且远离高温物体，避免与明火接触。在喷洒高浓度酒精后，不立即做饭、打电话、吸烟等。

• 临睡前关闭电源和燃气炉具。

• 用电暖器取暖时，不在电暖器上烘烤衣物，远离可燃易燃品。

• 防尘垢油污，烟囱及排烟机通风管道等随时清理，以减少油脂进入通风管内的可能性。炉灶附近不放置可燃易燃物品。

• 遵守规定，不燃放烟花爆竹。

• 家中不存放易燃易爆及其他可燃物品。

• 不在走廊、楼梯口、阳台等地方堆放杂物，保证通道和安全出口的畅通。

● 家中备好紧急灭火或逃生用品，学会正确灭火，必要时拨打 119 进行求助。

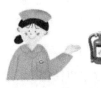
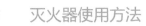

灭火器使用方法

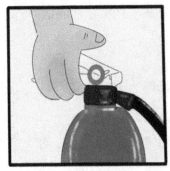

一、提起灭火器

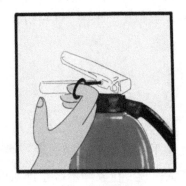

二、拔出保险销

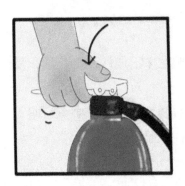

三、用力压下手柄

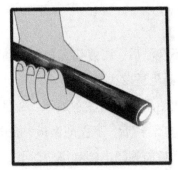

四、对准火源根部扫射

▶ 用电安全

● 不超负荷用电，空调、烤箱等大容量用电设备必须使用专用线路。电线不乱拉乱接，不超负荷运行，选用合格的电器，不使用假冒伪劣电器、电线、线槽(管)、开关、插头、插座等，多台电器不共用插座。

- 不私自或请无资质的装修队及人员铺设电线和接装用电设备。

- 规定使用接地的用电器具的金属外壳一定做好接地保护；不要随意将三孔插头改为两孔插头。

- 发现插座插头异常应及时更换，当发现插座温度过高或出现拉弧、打火，插头与插座接触不良，插头过松或过紧时，及时停止使用并更换。

- 用与电线负荷相适应的熔断丝，不任意加粗熔断丝，不用钢丝、铁丝、铝丝代替熔断丝。

- 避免长时间给手机充电，手机显示充满电时及时将其与充电器断开。发现手机很烫，尽快停止操作，避免电池过热引发自燃爆炸。不将充电器长期插在插座上。

- 不把电插板放在沙发上或床头边，不边充电边玩手机、接电话，也不把充电的手机放在床铺上或离人近的地方。

- 不在粉尘较大的地面上使用电插板，避免进入粉尘，引起短路。

- 不用湿布擦拭带电的灯头、开关和插座等。洗澡时或者手是潮湿状态时，不去使用手机或者操作充电器。

- 不在疏散通道、楼梯间、安全出口等处停放电动自行车或为其充电，更不把电池带回家充电。

▶ 用气安全

- 不擅自改动、改装燃气管线、灶具等设施，请专业人员定期检查燃气软管、接头。

- 不要包裹燃气表、热水器等燃气设施及附属管道；不在燃气设施上捆绑、悬挂物品，以免影响密封效果。

- 使用燃气的房间保持通风，做饭、烧水时有人照看，避免汤水沸溢浇灭火苗造成漏气。

- 使用完燃气后，及时关闭燃气阀门、管道与软管连接阀门和灶具开关。

- 发现燃气泄漏时，迅速关闭气源，打开门窗通风，不触动电器开关，不使用打火机等明火进行查看。

- 使用燃气热水器洗澡时，开窗通风或打开排气扇。
- 家中安装智能感应设备，如一氧化碳探测器，一旦识别到一氧化碳浓度过高，可报警提示。
- 谨防家中儿童及失智老年人随意触碰燃气开关，开关尽可能安装在不可随意触碰的位置，必要时加锁保护。

▶ 用水安全

- 固定水表位置，不乱改动水管位置。
- 各种用水设备随用随关，特别是在无水的情况下，切记关闭各种用水设备，以防突然来水时导致漏水情况的发生。
- 定期检查用水设施，老旧供水用具及时维护或更换。
- 注意用水环境卫生，水龙头、盛水器具所在的房间要保持整洁卫生，经常通风，减少细菌滋生的可能性。
- 严格按照操作说明使用家中饮水系统及相关设备，定期检修维护。

▶ 防盗安全

- 外出注意锁好门窗。哪怕外出的时间很短，也注意锁好房门，关好窗户。
- 加固门窗，安装质量好、安全系数高、信誉好的门窗产品，焊接安装要牢固，如出现松动及时维修。
- 睡前养成安全检查的习惯，不仅检查水、电、煤气，也注意检查窗户是否关紧。
- 独自在家时，如遇到陌生人敲门，在没问清情况之前不轻易开门，出现任何情况及时与家人联系。

17. 老年人出行安全

随着年龄的增长，老年人的感知能力、应变能力、处理突发事件的反应能力降低，遇到紧急情况的时候，往往很难做出及时有效的反应，因此交通安全隐患较大。在生活中，我们除了关心老年人身体健康问题，还要关注出行安全问题。

▶ 行走安全

老年人要自觉遵守交通规则，不闯红灯，不翻越护栏设施。步行外出时走人行道或靠路边行走，避开机动车和非机动车。行走时，注意交通信号指示灯及路边停止车辆的动态，小心车辆突然开门而被误伤。过马路时，走人行横道、过街天桥、地下通道等过街设施。通过路口时，走斑马线，确保安全后再通过。切记不要在机动车道上行走。

▶ 骑行安全

骑车虽方便，但对老年人来说操作要求高，老年人要根据自己的身体状况选择出行工具。出行尽量选择公共交通工具，如需驾驶电动自行车时务必佩戴安全头盔，遵守交通规则，牢记安全第一。骑自行车或三轮车时，应在非机动车道通行，过马路时需确认安全后下车推行。现在一些老年人为了出行方便驾驶老年代步车，然而老年代步车隐患重重，一旦发生事故，后果不堪设想。老年代步车无法办理牌证，如果老年驾驶人交通安全意识不强，对交通法规掌握不足，不按规定车道行驶，乱停乱放、随意变道、乱闯红灯等，不仅违反交通秩序，还可能造成交通意外。

▶ 夜间或雨雾天气出行安全

凌晨、夜间或雨、雪、雾天气，因视线不良，能见度低，老年人应尽量减少出行。尤其是冬季，雪天路滑容易摔倒摔伤。所以老年人在能见度低的天气出行时，除了减慢速度之外，最好有家人陪同，穿着颜色鲜艳、有反光条的衣服或戴上反光手环，以便路人和驾驶员能及时采取措施避让，避免交通意外的发生。

18. 老年人出行安全小妙招

▶ 外出时穿着显眼服饰

老年人视力变差，行动迟缓，面对路上的各种潜在危险时，往往无法及时躲避。所以，在外出时应尽可能穿浅色或鲜艳颜色的服装，夜间外出时要穿上反光面料或有反光条的老年人专用服装，提醒其他交通参与者的注意。

▶ 多陪伴，减少老年人独自外出

老年人外出时最好有家人或亲属陪同，夜间单独外出时要选择视线较好的道路，提醒驾驶人注意发现和避让老年人，防止交通事故发生。子女在老年人外出时应提醒，走人行道或者靠路边行走，横过马路时要从人行横道线上通过，同时应注意左右车辆情况，确保安全后通过。行经有信号灯控制的路段时，要按交通信号灯行走，不闯红灯。

▶ 老年人尽量不骑自行车、电动自行车

自行车、电动自行车等交通工具俗称"肉包铁"，车辆稳定性差，一旦操控不当，易发生交通事故。老年人外出请尽量不要骑自行车、电动自行车，即使要骑自行车锻炼身体，家属也要提醒他们做好安全防护，不要骑行太远或载人载物，以免发生意外。

▶ 远离大车

大车往往存在视觉盲区，老年人走路、骑车，切勿在大车前方穿行，遇大车转弯、倒车等时，一定要保持安全距离，切勿抢先，等大车通过后再通行。

▶ 一停二看三通过

横过道路时，要走斑马线，不闯红灯、不随意横穿；没有斑马线的，要做到"一停二看三通过"，也就是通过马路时要先停下来注意观察左右来车，一定要在确保安全的情况下通行。

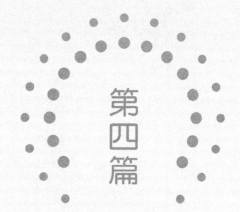

第四篇

科学运动

老年人运动常见误区

1. 早起运动身体好

俗话说："一日之计在于晨"，那么早起运动真的对身体好吗？

坚持晨练好处多多：可锻炼筋骨，使肌纤维增粗，肌肉弹性增高，肌肉变得发达有力；可为筋骨提供充足的营养，增强新陈代谢，改善骨骼肌与关节韧带的弹性、柔韧性，提高骨骼抗弯、抗拉、抗压、抗折性能；可提高大脑皮质兴奋与抑制转换能力，缓解大脑疲劳，使精力充沛，反应迅速；可提高新陈代谢，促进血液循环，改善血管弹性，增加肺活量，提高心肺功能。

有一种观点认为早晨锻炼不是一个好的选择，因为早晨温度较低，污染比较严重，不适宜锻炼。这不能一概而论，从大城市的街道角度来说，早晨空气质量不好的说法有一定的道理。但在广大的农村、山林、湖泊以及城市的公园和周边的风景区，早晨的空气是清新的。而且《黄帝内经》是提倡早锻炼的，认为早锻炼有利于阳气的疏泄。在中国传统体育锻炼文化中，出早操、练晨功，都是顺应自然规律和生命规律的。

但是晨练不是越早越好。太阳出来之后，空气中的污染物在阳光中会进行一定的稀释分解，空气质量就会相对好一些，此时进行晨练活动，比较适合人体的新陈代谢。因此晨练最好在太阳出来之后再进行。同时，晨练时间最好控制在 1 小时以内，老年人晨练时间应控制在 20～30 分钟，如长时间在早晨进行剧烈运动，出现低血糖、心脑血管疾病的风险较高。

老年人还需要选择合适的锻炼场所，不宜在煤烟弥漫、空气污浊的庭院里进行健身锻炼，应选择向阳、避风的地方进行锻炼。在室外有雾的时候最好等雾散了再进行晨练，因为雾气在形成的时候会吸收空气中的一些污染物质，容易刺激人的呼吸系统引发呼吸系统疾病。在室内进行锻炼的时候一定要注意空气的通畅，不要在密闭的环境中进行锻炼。

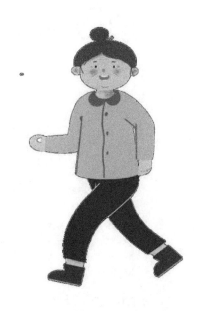

还有一些老年人喜欢锻炼后再吃早餐，其实这种做法是不科学的，由于营养物质经过一夜的消化吸收，身体正处于低代谢阶段，如果不在运动前得到一些补充，会很容易引发心脑血管疾病。但是运动前也不要吃得过饱，防止运动的时候身体各部位供血不足。在运动前和运动中还要注意补充水分。

晨练要视个人的具体情况而定，千万不要为了锻炼而去锻炼。如果感到身体不适，例如有感冒、发热等症状，或者一些疾病正处于急性期或者发病期，就应该避免进行晨练。前一天睡眠状况不好的人，也不适合进行晨练。

2. 饭后走一走，活到九十九

"饭后百步走，活到九十九"，这句话大家常挂在嘴边。"百步"只是一种比较虚的说法。一些老年人饭后喜欢结伴出门溜达，岂止是"百步走"，经常一走就是个把钟头，甚至可以走几千步。

但饭后散步也有讲究，并非人人都合适。研究表明，饭后休息二三十分钟后再开始散步较为适宜。如果饭后马上散步，血液需运送到全身其他部位，胃肠的血液供应就相应减少，食物得不到充分消化，对于一些体质较差甚至是多病的人群来说，易诱发功能性消化不良。尤其在室内外温差较大的冬季，更不建议"饭后百步走"，特别是老年人，进餐时吃得红光满面、大汗淋漓，要是匆忙离开餐厅，在瑟瑟的寒风刺激下行走，汗腺及皮下组织中的毛细血管骤然收缩，容易引起风寒头痛，甚至可能加大心脏的供血负担。所以，饭后走不走，是因人而异的。

▶ 哪些人适合"饭后百步走"

"饭后百步走"，适合高血糖、形体较胖、胃酸过多、活动较少的老年人。散步可以使大脑皮层的兴奋、抑制和调节过程得到改善，从而消除疲劳、清醒头脑。所以，一些老年人饭后以散步来调节精神，是不错的选择。

▶ 哪些人"饭后不要走"

"饭后不要走"，主要针对体质较差，患有低血糖、贫血，体弱多病的老年人，尤其是患有胃下垂或心脑血管疾病如高血压、冠心病的老年人，步行锻炼最好在晚餐后两小时，以没有气急、气短症状，身体微出汗为最大限度，每次行走 15~20 分钟，中途可根据情况适当停下来休息。

很多人认为走路时速度越快，强度越大，锻炼效果就越好。其实走路速度过快反而易造成身体损伤。走路速度应与自身身体素质相匹配，不可盲目求快。特别是体胖、有慢性基础病的老年人，走路锻炼更要适可而止，要在自己身体所能承受的范围内选择相应的运动方式。

3. 哪里痛动哪里

许多老年人总认为身体上哪里疼痛就是哪里缺少锻炼引起的，常常会加大疼痛部位的活动量，或者使劲地拍打、拉伸疼痛部位。其实这是错误的观念。

第一，不恰当的活动可能会加重患处损伤，加剧疼痛感。以肩关节疼痛为例，肩袖撕裂伤是中老年人常见的运动损伤之一，临床上有不少这样的患者，他们大都有肩膀疼痛史，就误以为自己患了肩周炎，想通过运动来缓解，喜欢在健身时，频繁做一些上举的动作，包括单杠或吊环中的转肩、棒球的投球、抬手抓举等，这其实反而会加重肩关节的负荷，造成或加重肩袖撕裂。

第二，有痛感的部位不一定有损伤或其他疾病。医学上有一种疼痛叫"牵涉痛"。它是指某些内脏器官病变时，在体表一定区域产生感觉过敏或疼痛感觉的现象。它是疼痛的一种类型，表现为患者感到身体体表某处有明显痛感，而该处并无实际损伤。这是由于有病变的内脏神经纤维与体表某处的神经纤维会合于同一脊髓段，来自内脏的传入神经纤维除经脊髓上达大脑皮质，反应内脏疼痛外，还会影响同一脊髓段的体表神经纤维，传导和扩散到相应的体表部位，而引起疼痛，如心肌缺血或心肌梗死时，患者常常感到心前区、左肩、左臂尺侧或左颈部体表发生疼痛，肾结石可引起腹股沟区疼痛等。如果盲目拍打疼痛部位，反而会耽搁疾病的诊治，甚至危及生命。

4. 爬山有益，膝盖疼也要去

许多中老年人有爬山的习惯，认为爬山是很好的锻炼方式，膝盖疼也要坚持去。其实，爬山这项运动是一把双刃剑，对膝关节有好处也有坏处。

在爬山的过程中，膝关节会承受一定的压力，上山时膝关节压力基本上就是自身体重，而下山时除了自身体重以外，膝关节还要承担缓冲的压力，会对膝关节形成较大的冲击力，这样的冲击会加大对膝关节的磨损。如果此时运动者的身体素质机能较弱、膝关节承受能力较差，同时运动量又超过运动者的承受能力，就会对膝关节造成一定的损伤。这也是为什么一些专家不建议老年人经常爬山，他们担心普通人不懂运动原理，过量运动导致物极必反。

那这是不是意味着膝关节不好的老年人不能爬山呢？当然也不能一概而论。爬山的过程中需要调动膝关节附近的肌群，有助于增强膝关节的力量。从这个角度讲，爬山这项运动对膝盖而言，又有锻炼、增强的作用，膝关节退化、功能较差的人更需要此项运动。

老年人在下山时应尽量脚步放慢，不要跑着下，这是因为下山时身体会前倾，可身体也会自觉地为保持平衡而后倾。这样两种力集中作用在膝关节，会使膝关节受到很大冲力，对软骨造成磨损。膝关节在下楼梯时所承受的压力是走平路时的3~4倍。在下山时，可以脚掌先着地，让足弓起一个缓冲作用，避免膝盖损伤。合理地使用爬山装备对减少膝盖损伤也是有益的。登山杖与护膝是最常见的爬山装备。登山杖可分散部分膝关节承受的重量，护膝则通过紧固膝关节结构，减小各部位滑动，从而减少磨损。研究报告显示，下坡时若不使用登山杖，膝关节受力将增加22%，大腿肌肉耗能则会增加21%。此外，登山杖应同时使用双杖，因为非平衡的支撑力量会让肌肉与关节产生额外的校正消耗。护膝可以对整个膝盖进行包裹，具有一定的保护性，而且使用方便，价格便宜。

正确地、符合个体情况地爬山，对健康是有好处的。盲目运动、不考虑个体情况，则很有可能适得其反。总之，老年人爬山不宜过于频繁，要爬也应选择尽量避免台阶、路面较为平整的路线，速度不宜过快。膝关节不适者不宜爬山，可选择散步、游泳等运动。

5. 运动要出汗才有效

很多老年人认为如果没出汗，就达不到运动的效果。那么运动效果是要用出汗量来衡量吗？当然不是。

一般来说，运动强度越大，排汗量越多。随着运动强度的增加，人体产生更多的热量以及大量的代谢物。为了保持正常体温，人体就必须通过增加排汗量才能把多余的热量散发出来，因此，运动强度与排汗量成正比关系。

但是不同的人从事同样的运动锻炼，有人出汗多，有人出汗少。甚至同一个人在不同条件下，做同样强度的锻炼，出汗与否不尽相同，这是因为出汗的影响因素有很多。汗液来源于汗腺的分泌，而汗腺的数量，不仅有性别差异，还有个体差异；出汗多少还取决于体液含量，有些人体液较多，运动时出汗就多；运动前是否饮水对出汗也有影响，如果运动前大量饮水，会导致体液增多而增加出汗量；每个人的身体素质不同也会产生影响，如体质强壮的人，肌肉与运动器官都比较健康，即使进行强度较大的运动，也毫不费力，出的汗自然就少；相反，体质差的人稍稍活动，就会大汗淋漓。

因此，并非出汗越多锻炼效果越好。老年人进行一些无汗运动，如散步，同样可以起到预防或减少各种慢性疾病的作用，还能帮助降低患中风、糖尿病、老年痴呆、骨折的风险。运动效果是否好，应以运动时的心率作为标准。那些稍微运动就汗如雨下的人，需尽快就医检查。运动的强度因人而异，需要把握的原则是循序渐进，持之以恒。

6. 运动强度靠挑战

"人的潜力是无限的"，但并不代表"你"的潜力无限。老年人选择适合自己的运动强度，才能对身体健康起到有益作用。

老年人的心血管功能、摄氧量和身体柔韧性都下降了，且运动中血压会升高，因此老年人运动应注意安全，要听从医生的建议。特别是有高血压、心脑血管疾病的老年人，切忌选择比较剧烈的运动方式和过大的运动强度。运动是终身的，不是一时的。勉强为之很可能带来严重的后果，比如加重心脑血管负担，从而导致心脑血管意外事件发生。

那么如何选择适合自己的运动方式和运动强度呢？首先，要对目前自己的身体状况有全面了解。在决定长期或集中运动前，非常有必要做一次全面体检，明确有没有高血压、糖尿病、心脑血管疾病、关节炎、骨质疏松等和运动强度相关的疾病。据此制订合理的锻炼计划，方可做到科学运动，避免出现过度劳累，而影响身体健康。运动中出现胸闷、气短、心慌、头晕等不适症状，要立刻停止运动，休息观察，严重者应及时前往医院做检查，找医生分析症状原因，待完全康复后，再重新开始运动。中老年人运动时要遵从循序渐进的原则，不要追求大强度。在运动频率与时间上，以每次30~40分钟、每周3~4次为宜，频率过高或时间过久，可能会造成肌肉劳损、骨骼关节磨损等情况。

7. 运动方式要创新

现实生活中，许多老年人在选择运动方式时更加注重"有新意""要出彩"，殊不知，不适合自己的运动项目可能会给自己的身体健康带来伤害，运动方式的选择应慎重。

例如，广场舞是很常见的运动方式，但最近几年很多舞团的跳舞难度和强度在逐步增大，尤其是一些舞蹈有连续旋转和跳跃动作，会明显加重膝关节软骨的磨损，也极易造成膝半月板的损伤，病情严重的话需要接受膝关节镜下半月板修复手术治疗，更有甚者需接受人工关节置换手术治疗。

比起广场舞，响鞭更为奇特——在公园中甩动响鞭，声音像放炮一样，吸引了不少人的目光，由此获得了一些老年男性的青睐。但这项运动对于肩关节来说，是高强度超负荷运动，极易造成肩袖及相关韧带的损伤，引起肩关节疼痛和活动受限，严重者需要进行肩关节镜下手术治疗。

另外，不知从何时开始，倒着行走成为老年人一种与众不同的锻炼方式，据说能锻炼反应和平衡能力。事实真的如此吗？其实，倒着行走和正向行走在运动强度上并无太大区别，但老年人身体协调性差、视力欠佳，倒着行走会增加摔倒的风险，因倒着走锻炼而摔倒的老年人不在少数。

许多老年人认为弯腰够脚面可以锻炼柔韧性，虽然这个动作可以让老年人的筋骨得到很好的拉伸，但是对于老年人而言，也有可能会导致骨骼、肌肉受损，也有可能造成血压异常。这主要是因为人们上了一定年纪之后，关节的活动度是很差的，肌肉萎缩后其对关节的保护度也有所降低。再加上老年人自身的平衡能力变差，因此这种需要弯腰的动作很容易造成关节错位或者给身体造成伤害。而如果弯腰的速度过快，人体血压会出现波动，严重的话可能会引发心脑血管疾病。因此对于老年人而言，做这种动作时，要放慢速度，平稳一点。

可见，老年人不可为了彰显晚年的"年轻态"或显得与众不同，而随便尝试各种新潮的运动方式，稍不留意，便很容易造成身体伤害。

8. 运动时间越久越好

有些老年人喜欢追求运动时间长，一走就是几公里甚至更长，看着朋友圈里晒出的几万步数也不禁沾沾自喜。

然而运动并不是时间越久效果就越好，甚至运动的效果和时间在一定的程度上是反比的，你的运动时间越长，效果反而会越差，每天的运动时间最好保持在 40~60 分钟。

当我们开始运动的时候，除了身体的肌肉和脂肪在变化外，我们的心理其实也是在变化的，比如我们在跑步的时候，体内会分泌多巴胺，让心态更放松,而当我们在做高强度的运动时,注意力又会格外集中。众所周知,专注力是会随着时间的延长而下降的。而专注力下降会给运动中的我们带来很大的隐患,除了出现动作变形,增加受伤的风险,而且还会滋生负面情绪,让我们对运动开始产生抵触的心理。

运动讲究的是循序渐进,不要用时间来判断自己的运动效果,更应该去关注的是自己动作标准不标准,心率有没有达到区间要求。制订一份适合自己的运动计划,这样才能让运动更加容易坚持下去。老年人在运动锻炼过程中尤其切忌贪多,一旦感觉腿脚酸痛就要适可而止,这可是身体在提醒大脑:运动负荷过大,需要休息。如果不顾自身感受,盲目、一味地增加运动时间,可能会带来不良后果。

科学运动这么做

1. 动一动，十年少

老年人运动的益处多多，可以减缓器官的老化速度、改善形体、提高环境适应能力、促进心理健康等。

▶ **运动减缓器官的老化速度**

(1)运动可以改善全身血液循环。运动可以增强心脏功能，提高心肌兴奋性，增强心肌收缩力，增加心输出血量。因为长期运动可使心肌纤维逐渐发达而有力，增强血管壁的弹性，延缓动脉粥样硬化。心脏功能增强，人体对各种情况的适应能力也会增强。运动可以降低血脂、减少老年人心血管疾病的发病率。科学研究已证明，体育活动可降低血液总胆固醇含量，尤其是低密度脂蛋白胆固醇的含量，同时提高高密度脂蛋白胆固醇含量，达到清除沉积在血管壁上的胆固醇、防止动脉血管硬化的目的。运动可以使冠状动脉分支血管管腔增大，冠状动脉的口径增粗，冠状动脉扩张，心脏的供血将会得到改善，心肌利用氧的能力提高。运动还锻炼了血管收缩和舒张能力，增加了血管壁细胞的氧供应，并促进代谢酶活力，改善脂质代谢，降低血脂，延缓血管硬化，有助于控制老年人动脉粥样硬化发展，防治老年性高血压和冠心病。

(2)运动可以改善肺功能。老年人坚持进行运动，可使肺功能得到改善。随着年龄的增长，人的呼吸系统将会发生三个主要变化：肺的弹性结构改变，呼吸肌力减弱，肺的通气、换气功能下降，这些都会影响氧的摄取能力。人在运动时需要消耗更多的氧气，产生更多的二氧化碳，分钟通气量增加，呼吸运动幅度增大，呼吸肌肌力及耐力得到锻炼，从而使肺功能得到改善。随着肺功能的提升，肺内气体交换得到充分改善，血液含氧量增加，能量物质的氧化过程改善，进而促进全身新陈代谢。呼吸功能好，则有利于人体维持旺盛的精力，延缓机体的老化进程。

(3)运动可以增强胃肠道的消化和吸收功能。由于肌肉活动的需要，人在运动时要消耗一定的能量，加强体内营养物质的消耗，并促进胃肠道蠕动，从而强化消化系统的功能，使整个机体的代谢增强，进而提高食欲。运动还可增强血液循环，促进消化液的分泌，改善肝脏、胰腺功能，提高整个消化系统的功能，强化胃肠的消化、吸收能力，加速营养物质的吸收，保障中老年人的健康。

(4)运动改善肾脏"排污"功能。人体新陈代谢所产生的废物大部分是通过泌尿系统排出体外的。运动能使新陈代谢旺盛，代谢废物大部分通过肾脏排泄，使肾脏功能得到很大锻炼。中医认为肾主骨，不少中老年人常见的骨质脱钙、骨质增生、关节挛缩等疾病，也可通过经常锻炼而得以预防。

(5)运动对神经系统也有良好影响。运动对神经系统功能的有利影响主要表现为：一是促进脑部血液循环；二是改善大脑细胞的氧气和营养供应；三是延缓中枢神经系统的衰老过程。反复的肌肉活动训练，可提高神经系统兴奋和抑制的调节能力，从而使神经系统的调节功能得到改善，并使神经系统对人体活动时错综复杂的变化作出及时判断，从而做出协调、准确、迅速的反应。体育锻炼能让机体的每一种非条件反射在接收外界各种各样的刺激后，将二者结合并建立相应的条件反射，从而达到头脑发达、思维敏捷、提神健脑的目的。

(6)适量运动可以提高机体免疫力。免疫力是人体自身的防御机制，是人体识别和消灭外来侵入的任何异物(病毒、细菌等)，处理衰老、损伤、死亡、变性的自身细胞，以及识别和处理体内突变细胞和病毒感染细胞的能力，是人体识别和排除"异己"的生理反应。适量运动可以激发人体免疫系统的应激能力，延缓免疫器官的衰老，以增强免疫功能。某项研究结果显示，一个为期3个月的适量运动计划使一组年龄为65~85岁的老年人的免疫力增强，呼吸道感染的发病率降低，他们由于呼吸道感染而住院的天数比同龄对照组明显减少。当然也要注意，适量运动能提高免疫力，但是运动过量反而使免疫力下降。

▶ 运动可以改善老年人的形体形态

(1)运动是脂肪的"助燃剂"。身体里的能量以多种方式存在，比较轻松的运动只能让身体里的糖转化成能量，只有当运动达到一定的强度时，才会动用到身体里的脂肪。运动的时间越长，强度越大，脂肪就会燃烧得越快。

(2)运动让老年人精神焕发。运动时身体血液循环加速，增加皮肤血液的微循环，使皮肤血液循环加强，增加皮肤养分及代谢产物的交换，使营养物质及氧的供应充分，皮肤新陈代谢旺盛，更有弹性、更红润。表皮微循环增加了对毛发的营养物质的提供，会使头发变得更光亮。

(3)运动可使老年人皮肤更光洁。运动时身体通过皮肤的毛孔排出大量的汗水，同时又通过饮水补充了大量的水分。这样不但可以真正地深层清理毛囊，还可以增加皮肤细胞内的水分交换，使皮肤更光滑。

▶ 运动利于老年人适应自然环境

运动可以增强老年人身体素质，提高机体抵抗力以及对自然环境的适应能力，有效预防疾病的发生。一方面，老年人进行运动时，外界的各种因素也会对人体产生作用，如日光的照射、空气和温度的变化以及水的刺激等，都会提高人体对外界环境的适应能力；另一方面，运动可以提高人对复杂多变的环境的应变能力。经常锻炼，人的大脑皮质对各种刺激的分析综合能力会变强，判断空间、时间和体位的能力会增强，从而感觉变得敏感、视野逐渐开阔，并能提高判断准确率，增加反应灵敏度。此外，经常在严寒和炎热环境中运动，可以增强机体调节体温的能力，提高身体应对气温急剧变化的适应能力。

▶ 运动可以促进老年人心理健康

(1)运动可以强化老年人的认知功能。老年人经常参加体育锻炼有利于形成正确的世界观和人生目标以及健康、积极、进取向上的人格。体育运动能提高心理耐受能力，在遇到挫折和困难时能正确地面对和处理。同时，体育运动可以增强自信心，提升自豪感，树立自强意识。在体育活动中，人可以得到安慰和满足，从而改变个人精神面貌。以阿尔茨海默病为例，从痴呆和非痴呆老年人两组人群的过去和目前的行为因素来看，经常参加体育锻炼的老年人阿尔茨海默病的患病率，要远远低于不参加体育锻炼的老年人。

(2)运动可以减少老年人的负面情绪。研究证明，体育锻炼能调节大脑皮质的兴奋中枢与抑制中枢，使人的兴奋和抑制趋于平衡；能增强神经系统的灵活性与适应性，从而使大脑皮质能更好地控制人的各项生理机能和调节人的情感。可见，经常参加体育活动，不但能增强体质，而且有益于养成良好的性格。不同的运动项目有着不同的锻炼价值，对人的心理也会产生不同的影响。

2.老年人科学运动的步骤

科学运动要讲求安全性和有效性，遵循循序渐进的原则，要对运动及其效果进行量化评价。因此，运动可按照运动前评估、制订适宜的个性化运动计划、评估运动效果这几个步骤来进行。

▶ 运动前评估

- 健康状况评估：了解老年人的健康史，包括过去的疾病、手术史、药物使用情况等。特别关注与运动锻炼相关的健康问题，如创伤、手术、骨折、疼痛等情况。测量老年人心率、血压、血糖等指标，评估心血管疾病、骨质疏松症、关节炎、高血压、糖尿病等潜在风险因素，以评估老年人的目前健康状况。

- 功能评估：评估老年人的身体功能和能力，包括平衡、柔韧性、力量、心肺功能等。这可以通过简单的测试，如站立平衡测试、柔韧性测试、手握力测试、步行速度测试等来进行。

- 运动意愿和兴趣：了解老年人对运动的意愿和兴趣，以确定适合他们的运动类型和方式。考虑了个体偏好的运动计划，可以增加运动的参与度，有利于长期坚持。

- 运动能力和限制：评估个体的运动能力和限制，如过去的运动经验、体力水平、灵活性、关节稳定性等。也要考虑到现有的身体限制或疼痛，以确保制订的运动计划是适应性的。

- 心理评估：评估个体的心理状态，包括情绪、神经状态、应激水平、应对能力等，以提供适当的心理支持和关注。

▶ 制订个性化的计划

根据健康评估和目标设定，制订个性化的运动计划，包括选择适当的运动类型、频率、强度和时长。

计划应充分考虑个体的现有活动水平、时间限制和个人喜好。整个运动计划应包括多种类型的运动，以综合提高个体的身体素质。可以包括有氧运动、肌肉强度训练、柔韧性练习和平衡训练等。在开始运动之前进行热身活动，包括轻度有氧运动和关节活动。注意正确的姿势和运动技巧，避免过度劳累或不正确的运动姿势。如果存在特定的健康问题或限制条件，请遵循医生或专业人士的建议，并在他们的指导下进行运动。

▶ 量化运动效果

量化老年人的运动效果是评估其运动计划的重要部分，可用多种方法和指标来量化老年人的运动效果。

首先，通过测量一些医学指标，如血压、心率、体重、体脂百分比和血糖水平，来评估老年人的健康状况和身体功能改善，了解心血管健康、体重管理和糖尿病控制情况。

其次，可通过功能性评估，如步行测试、坐立起身测试、平衡测试和灵活性测试等评估老年人在日常活动中的能力和改善情况，量化运动能力和身体机能改善程度。心肺耐力测试，如六分钟步行测试或踏步机测试，可用于评估老年人心肺功能和耐力水平，判断有氧能力和身体适应性。力量和肌肉质量评估对日常功能和生活质量也至关重要，可使用力量测试和肌肉质量评估工具如肌力测试、重量训练和肌肉质量扫描，量化肌肉力量和质量改善情况。

此外，老年人的反馈和自我评估也是量化运动效果的重要手段，包括记录主观感受如身体舒适度、运动难易程度和日常生活改善情况，提供有关运动效果的信息，了解他们的体验和感受。

通过以上方法和指标定期评估和跟踪老年人的运动效果，不断调整和优化计划，才能确保获得最大的益处和健康改善。

适合老年人的常规运动处方示例

项目	运动处方
有氧运动	目标：提高心血管健康、增加耐力
	频率：每周至少 5 天，最好每天进行
	强度：以个体感受为准，达到中度至高强度。可以"说话有些困难"为强度指标
	时间：每次至少 30 分钟，逐渐增加到 60 分钟
	运动类型：散步、慢跑、骑自行车、游泳等
肌肉强度训练	目标：增加肌肉力量、提高身体机能
	频率：每周 2~3 次，间隔一天进行休息
	强度：选择适当的训练重量或阻力，每个动作可以进行 8~12 次
	时间：每个动作重复 2~3 组
	训练类型：使用弹力带、哑铃、器械等进行练习，涵盖全身各大肌群
平衡练习	目标：提高平衡能力，预防跌倒
	频率：每周至少 3 次
	强度：根据个体能力，选择适当的平衡练习
	时间：每次持续 15~30 分钟
	练习类型：单脚站立、正步训练走、坐立转换等
柔韧性练习	目标：增加关节灵活性、改善姿势
	频率：每周至少 3 次
	强度：以适度拉伸为主，避免过度拉伸
	时间：每个动作持续 15~30 秒
	练习类型：颈部、肩部、背部、腿部等部位的拉伸练习

3.老年人运动健身的五大原则

如今，老年人越来越注重锻炼身体，力求让自己的身体更加健康有活力。虽然大多数老年人选择的运动项目强度较小，但不正确的锻炼方式依然会导致多种疾病，尤其是软组织损伤。进入老年期，人体软组织退化较快，损伤后不易恢复，所以，老年人参加体育运动时，要尽量选择负荷较小的运动，且要量力而行，要了解不同运动项目的特点与注意事项，减少不必要的损伤。老年人在运动过程中应遵循世界卫生组织（WHO）发布的有关《老年人锻炼的五项指导原则》。

▶ 特别重视有助于心血管健康的运动

散步、慢跑、骑车、游泳等运动有助于心血管健康。心血管疾病已成为威胁老年人健康的"第一杀手"，老年人应有意识地锻炼心血管功能。为保证心血管能够得到有效锻炼，有条件的老年人每周都应进行3~5次、每次30~60分钟的不同类型的运动，强度由弱渐强，可增加40%~85%的心率。年龄较大或体能较差的老年人每次20~30分钟亦可。

▶ 重视重量训练

旧观点认为，老年人不宜进行重量训练，实际上，适度的重量训练对防止肌肉萎缩、减缓骨质流失、维持各器官的正常功能均有积极的作用。老年人应选择轻量、安全的重量训练，如握小杠铃、拉轻型弹簧带、举小沙袋等，且每次时间切勿太长，以免致伤。

▶ 注意维持体能运动的"平衡"

体能运动的"平衡"包括肌肉伸展、弹性训练、重量训练等。建议视个人状况决定如何搭配，其中年龄是最重要的考虑因素之一。适度的运动对老年人同样重要，但没有哪一项单一的运动适合于任何人。

▶ 高龄老年人和体质衰弱者也应参与运动

传统观念认为高龄老年人（80 岁以上者）和体质衰弱者参加运动往往弊大于利。新的健身观点鼓励高龄老年人和体质衰弱者同样应参与运动，因为久坐（或久卧）不动意味着加速老化。当然，他们应尽量选择"副作用"小的运动方式。

▶ 关注与锻炼相关的心理因素

对老年人而言，持之以恒的锻炼也许比年轻人更为重要。遗憾的是，因为体质较弱、体能较差、意志力偏弱或因伤痛困扰，大多数老年人在锻炼时常常会产生一些负面情绪，致使锻炼不能达到预期效果，导致老年人的运动半途而废。健身指导者在为老年人制订科学健身计划的同时，还须注意可能出现的不良情绪。

4. 老年人运动锻炼的持续时间

老年人运动若无不适感，下面几种不同运动锻炼的持续时间安排大致如下：

● 慢跑。每天 1 次，距离 1500~2000 米，速度约为每分钟 100 米，时间为 15~20 分钟。此种锻炼只限于健康状况稳定的老年人。

● 步行。每天 1~2 次，每次步行距离 2000~3000 米，时间为 30 分钟，要求步幅均匀，步态稳定，呼吸自然，防止跌跤。

● 走跑交替。每天 1~2 次，每次走跑 2000~3000 米，时间为 20~30 分钟。先步行 1 分钟，然后跑 0~5 分钟。反复交替进行。

● 简化太极拳。每日练习 1~2 次，每次练习一套。练习时要求动作缓慢、柔和、连贯，思想集中，如不能完成全套动作，分节练习亦可。

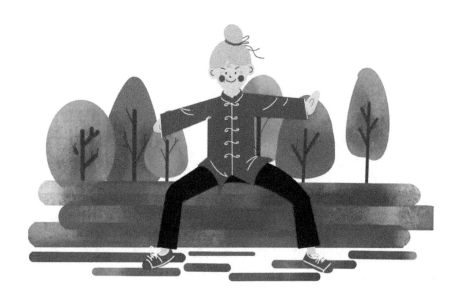

● 综合性活动。通过上述锻炼后,身体已经适应且心功能尚好的老年人,可逐步采用综合医疗活动,内容包括准备活动,四肢及躯干运动如广播操、简单的球类运动等,以及慢跑等全面锻炼,最后进行放松活动。每天下午进行,每次 40 分钟左右。

老年人进行运动锻炼不能急于加大活动量,应该渐进式地增加,根据自己的身体情况不断调整运动方案。

5. 老年人运动的注意事项

法国思想家伏尔泰曾说"生命在于运动",而现今我们更提倡"生命在于科学运动"。就是说运动要讲科学,运动要因人而异,老年人的锻炼内容应该和其自身实际情况相适应。要谨记适当运动强身健体,剧烈运动有损健康,养生保健宜动静并用。

▶ 老年人运动要讲究平衡

● 脑体平衡。除了进行诸如走路、跑步、打球等形式的体力锻炼外，还要交替进行诸如写作、练书法、上网、打牌、下棋等的脑力锻炼。既增强体力又延缓大脑衰老，但切忌过度进行脑力或体力锻炼。

● 动静平衡。要保证充足的睡眠及休息时间，使全身肌肉得到放松。

● 上下平衡。即上肢和下肢的锻炼要均衡、协调。

● 前后平衡。除向前运动外，向后的运动，如仰泳等能够加强劣势肌肉韧带。前后平衡可以避免很多疾病的发生。

● 左右平衡。左右交替运动可以使左右肢体得到平衡发展，更关键的是，大脑左右两个半球功能也可以得到平衡发展。

● 快慢平衡。即快速运动和慢速运动交替进行，如快、慢节奏交替的舞蹈，慢走和快走交替进行等，都可以锻炼机体的各种代谢机能。

● 冷热平衡。在不同的温度下进行锻炼，可以提高机体免疫力及心血管平滑肌的舒缩能力，对于机体的好处是任何药物都不能替代的。

不要过分强调某一种运动方式的优点，也不要忽视任何一种方法的缺点，老年人可以选择其中数种组合。

▶ 老年人运动要适度、适量

运动的本质是为了提高身体素质，发掘自己的潜能，从而更准确地了解自己。老年人要尽量进行一些对抗性小，危险性也小的运动，避免突然做剧烈运动。

随着年龄的增长，老年人心脏血管的代偿功能也有所退化，在进行负重、爆发性运动时，如举哑铃、拉拉力器等，心脏为了供血给运动中的肌肉，会进行强力的收缩，心率在短时间内会迅速提高。这对于有心脏问题的老年人来说，是非常危险的。在做上肢爆发性运动时，如果血管收缩不平衡，也容易诱发心脏疾病。

老年人运动既要适度，也要适量，既要考虑年龄因素，也不可忽视自己的身体情况。

▶ 老年人运动须加强自我保护

老年人运动时的自我保护最重要。开始锻炼之前，首先要学习运动的安全知识，了解不同运动项目的内容，锻炼的内容、方法应该与老年人的实际情况相适应。此外，运动前最好咨询医生的意见或建议。运动医学研究表明，运动中猝死者，一部分人死于对运动安全常识的无知，而另一部分人多半是体内潜藏着某些危险的疾病而不自知。

（1）选择合适的环境。

● 锻炼时间。老年人晨练不要出门太早，尤其是冬天，老年人视力不佳，摸黑出门锻炼，容易出现意外。另外，起得太早，睡眠时间不够，可能导致免疫力下降。患有高血压的老年人可能存在不同程度的动脉粥样硬化，易受寒冷刺激发生痉挛、血管收缩。经过一夜睡眠，血液黏稠度高，血液循环阻力增加，如果一早进行大运动量锻炼，会导致心跳加快，心肌耗氧量增加，促使血压升高，血管张力增加，容易发生心肌梗死、脑梗死、脑卒中以及致命性心律失常等严重后果。此外，清晨老年人冠状动脉张力和交感神经兴奋性均较高。心肌梗死等猝发性心脏病的发作在一天中有两个高峰：起床后 1~2 小时和此后的 10~12 小时，尤以第一个高峰更为明显。高血压也有这种双高峰规律，即上午 7~9 时和下午 3~5 时血压升高，以致脑卒中发病风险在这两个时间段也相对较高。因此，运动时应避开"高峰"，有明显心血管病的患者，应在傍晚 4~6 时活动。此时是人体精神、体力、心肺功能最佳时间，适宜运动。

● 选好运动地点。因为老年人协调反应能力较差，平衡能力也较差，所以锻炼地点不宜选在闹市区或人员流动较大的场所，最好选择公园或绿化地带、湖畔、海滨、河沿或草坪等避风向阳、温暖安静、空气新鲜的地点。老年人在气流通畅、阳光充足的室外锻炼，可接受日光照射。如确实不具备上述条件，也可选择在屋内进行锻炼，但要注意通风。

● 注意天气变化。老年人对外界自然环境的变化适应能力较弱，要根据气温变化随时增加衣物，避免感冒。春秋季早晚气温低，而锻炼时一般出汗较多，稍不注意就有可能受凉感冒。在冬天，如遇大风大雪等恶劣天气，应在室内锻炼。

（2）体育运动需科学适量。

老年人为了安全，锻炼要科学且适量，一定要控制心率在安全范围以内，切忌过量。一般来说，中老年人运动时间每次不要超过 15 分钟。运动至身体有些发热、微微出汗，且锻炼后精神饱满、睡眠良好、食欲佳、兴趣高，说明运动量较合适。老年人切忌进行剧烈运动，运动过于剧烈易诱发心、肺疾病。如果疲乏倦怠，不想再运动，切不可勉强坚持，此时要适可而止，量力而为。老年人体弱，适应性差，运动应量力而行、循序渐进。此外，锻炼前一定要热身。晨起后，老年人易出现肌肉松弛、四肢不协调、关节韧带僵硬等现象，故锻炼前要先活动一下身体，例如扭扭腰、抬抬腿，以放松肌肉、活动关节，增加运动的兴奋性，防止因突然锻炼而引发意外损伤。

▶ 提防意外的发生

● 锻炼最好结伴而行。老年人锻炼切忌单独行动，最好结伴而行，或由家人陪同，带上手机之类的通信工具，一旦出现意外，方便急救。

● 带上急救药品。有基础疾病的老年人要带上自己常备的对症抢救药物，如速效救心丸等。在运动中如果出现胸闷、胸痛、心慌、头晕眼花等症状时，要立即停止运动，遵医嘱服药。最好请医生检查，以确保安全。

● 佩戴个人信息牌。老年人锻炼时还应带上写有家庭住址及紧急联络人电话的信息牌，最好可以把患病情况写上，以方便救助。

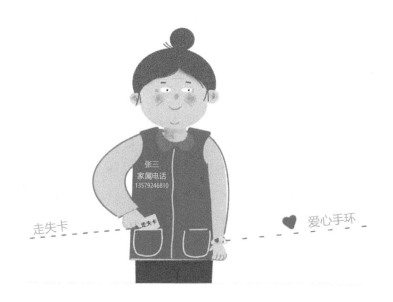

走失卡 ······ 爱心手环

张三
家属电话
13579246810

走失卡

6.老年人运动有禁忌

老年人可选择一种或多种适合自己的运动项目,但在运动过程中要清楚运动的禁忌。

▶ 忌争强好胜

无论进行哪项运动,切忌争强好胜、与别人争高低,激烈竞赛不仅体力承受不了,还极易发生意外。

▶ 忌负重憋气

老年人若患有肺气肿,如果在运动时憋气用力,肺泡容易破裂而引发气胸。另外,憋气也易加重心肺负担,导致胸闷、心悸。憋气时,胸腔内的压力会升高,回心血量减少,脑供血就会减少,此时极易头晕目眩,甚至昏厥。憋气完毕,随着胸腔内压降低,回心血量增加,随之血压升高,易引发脑血管意外。因此，老年人不宜参加引体向上、举重、拔河、爬绳等需要憋气的运动项目。

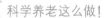 忌头位剧变

老年人协调性差、平衡力差、肢体移动迟钝，如果进行前俯后仰，头低脚高、倒立、各种翻滚等动作，会使血液快速、大量流向头部，由于老年人血管壁硬、弹性差，极易出现血管破裂而引起脑出血。同时恢复正常站立体位后，血液会快速流向躯干和下肢，会造成脑部缺血，导致两眼发黑、站立不稳，甚至摔倒。

切忌活动量过大

运动应循序渐进，切忌急于求成。锻炼前期，逐渐增加运动量，每周锻炼至少3次，每次不要超过20分钟；后期逐步增加锻炼次数和每次锻炼的时间，并且坚持不懈。

老年人最好选择适宜老年人的体育活动，如太极拳、散步、保健操、慢跑、游泳等项目，逐步养成规律运动的好习惯，并坚持下来。切忌选择力量型和速度型的运动项目。

7. 老年人运动前的热身

热身运动又称准备运动，是一种运动之前的体力活动，其主要目的是让人们在运动前做好心理和生理准备，提升运动表现并减少受伤概率。因为热身后肌肉及核心温度的提升可以减少黏滞阻力，也就是肌肉和关节内的阻力，可以增加肌肉内氧气的运输，加快新陈代谢，同时提升神经传导速度。

热身运动对老年人有着重要的意义。第一，可以提高老年人神经中枢的兴奋性。老年人从静止转入运动，神经系统要先接受刺激，从抑制转入

兴奋，然后使中枢神经各系统与运动器官建立起适宜的兴奋性和机能活动性，缩短身体适应过程，更快地提高机能效率。第二，热身可以预防运动伤病。身体运动前，老年人的各关节、关节囊、韧带、肌肉、肌腱和其他有关的器官处于僵硬状态。进行准备活动可使关节囊、韧带和肌肉等松弛，关节囊滑膜层分泌滑液增多，肌肉的弹性和伸展性增加，温度升高，关节灵活，运动幅度加大，柔韧性加强，从而减少或避免肌肉、关节韧带拉伤、扭伤等。

热身运动的强度和时间必须因个人体能、运动项目、季节及气温的不同而异。与年轻人相比，老年人在运动量过大或运动速度过快时更易发生运动损伤。因此，老年人在运动时应坚持循序渐进的原则，而且一定要在运动前进行充分的热身。下面列举一些老年人常用的热身动作：

● 颈旋转：前后左右活动头部，拉动颈部肌肉。动作共需进行 3 组，每组 10 次，每组间允许休息 5~10 秒。

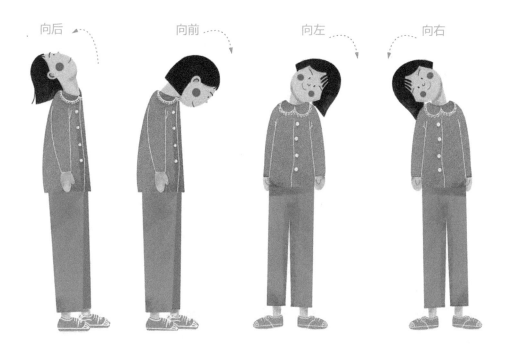

● 肩部环绕练习：直立，双腿分开至与肩同宽，手臂自然下垂，腹部用力收紧，双肩利用肩背肌群力量向后环绕 10 次，再向前环绕 10 次。单肩左右交替向后环绕、向前环绕各 10 次。

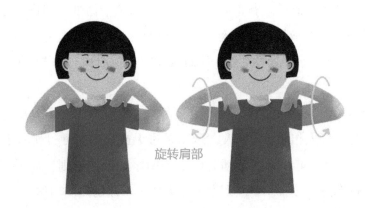

旋转肩部

● 摆胯及绕胯练习：直立，双腿分开略比肩宽，双腿微屈，手放在胯骨上。上身正直，利用腰胯力量使胯部左右摆动各 10 次，注意腹部收紧。然后顺时针逆时针环绕各 10 圈。

● 扭膝旋转练习：两腿并拢，屈膝半蹲，两手扶膝，轻轻转动膝部，可以先从左至右转动，再从右至左转动，单独转动或交替转动 10~15 次。

● 脚尖环绕练习：直立，抬起右脚离地 15 厘米左右，脚跟固定脚尖画圈，顺时针逆时针各 10 圈，再换左脚。

● 体转运动：双手与肩部平行，做左右转动。

● 侧臂运动：手持轻重量的小哑铃或者握拳，成角度慢慢摆动双臂。动作共需进行 3 组，每组 10 次，每组间允许休息 10~30 秒。

● 原地侧弓步：先身体站直，以一只脚为支撑点，向左或者向右迈出一步，身体顺势向迈出脚的地方压下去。动作共需进行 3 组，每组 10 次，每组间允许休息 10~30 秒。

● 抱膝提踵动态热身：十指交叉，抱住左腿膝关节前侧，然后右脚做一个提踵的动作。提踵的同时，双手稍用力，使左腿膝关节顺势向上。落脚，左腿下落时，自然向前迈一步，接着十指交叉抱住右腿膝关节前侧，左脚提踵，右腿膝关节顺势向上，同样右脚下落时自然向前迈一步。向上提踵时吐气，落脚时吸气。

● 弓箭步向前走：双手胸前搭肩，双腿成弓箭步，左腿在前，眼睛目视前方。换脚向前迈弓箭步，同时双手伸展，眼睛看前上方45°处。双腿成弓箭步时吸气，起身时吐气，弓箭步幅度可以根据自身情况调整。

● 原地开合跳热身：双手举过头顶，大拇指向内，掌心朝前，双脚并拢，眼睛目视前方。下蹲，脚尖略微外八，双手侧平举，掌心朝前，手臂端平。两个动作连贯起来做，下蹲时幅度根据自身情况掌握，尽可能使大腿、小腿之间的夹角呈90°，整个过程中始终保持掌心向前。下蹲时吸气，跳起时吐气。

老年人一定要根据自己的身体情况来选择热身动作，比如颈椎病患者，活动颈部时，动作一定要慢，幅度不可过大。患有高血压、心脏病等心脑血管疾病的老年人，则不适合原地开合跳这类跳跃性热身动作。热身运动结束后身体微微发热，鼻尖或额头微微冒汗，呼吸频率稍微加快，身体无任何不适感，表明热身充分。

8. 老年人运动后的拉伸

运动过后的拉伸具有重要作用：①可以最大限度地避免运动损伤，同时促使运动时肌肉内产生的乳酸快速排泄掉，减轻其对肌肉的酸性刺激，缓解肌肉酸痛；②提高健身的效果，拉伸肌肉外膜，促进肌肉伸展围度的增加；③拉伸运动可提高身体柔韧性，增大肌肉运动幅度，使健身动作更加标准，同时系统的伸展训练能拉长肌肉和肌腱，改善身体线条，增加柔韧性和协调性；④有利于身体放松，促进血液循环，为目标肌肉提供营养，并放松运动后紧张的肌肉，防止肌肉僵硬和血液淤积在肌肉里。

下面列举几个适宜老年人的拉伸动作。

● 采取盘坐的姿势，两手手掌反向朝上，往上推伸展，直到感觉肌肉紧绷时才停住，保持不动，坚持 15 秒即可。

● 一手抓住另一手的手肘，向着头部方向缓缓地向内拉，与呼吸相配合，停留 15~20 秒。换另一侧，重复相同动作。

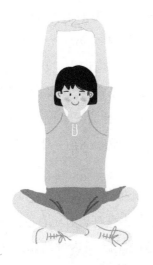
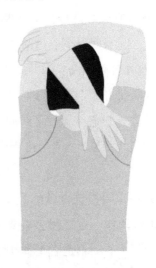

● 两手在背后交叉相握，徐徐地将手臂往上抬高到舒适的位置时停止，保持这种姿势，停留 10~15 秒。

● 两脚打开至与肩同宽，膝盖微弯，一手向上伸直，横越头部向外伸展，另一手自然放在腹前，腰部向外弯曲伸展。停留 10 秒。换另一侧，重复相同动作。

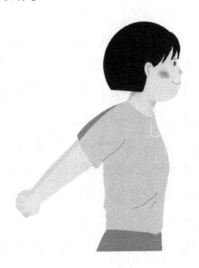
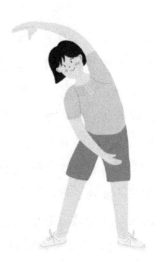

● 手掌朝外伸直，手臂向外打开伸直再缓缓地往后拉，直到感觉胸部、肩部、手臂的肌肉均呈紧绷状态。

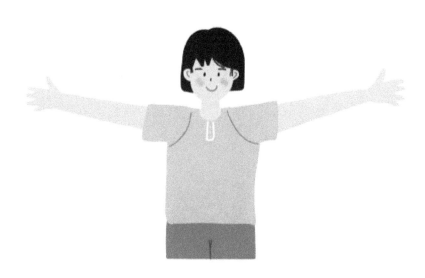

● 坐位，左腿伸直平放，右脚跨过左腿膝盖，将右手放在臀部附近，而左手缓缓地将弯曲的右膝盖往内推至感觉肌肉紧绷，停留 15～20 秒。换另一侧，重复相同动作。

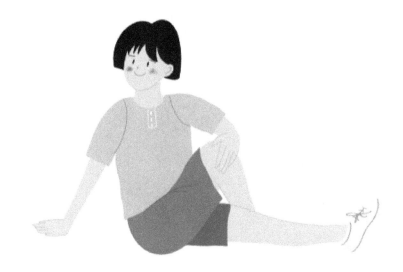

● 仰卧，一腿弯曲，另一腿伸直抬起，双手在膝盖后方交握，然后缓缓地将腿拉向胸部，至肌肉紧绷时停留 10 秒。换另一侧，重复相同动作。

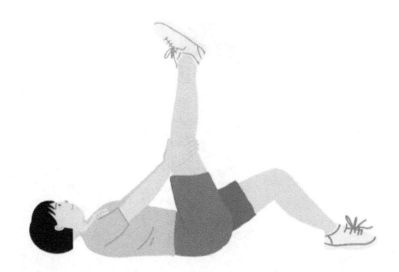

● 坐位，两脚掌相对并靠拢，两手分别握两脚脚踝，手肘放在大腿上，施压力将大腿缓缓地向下推，直到大腿肌肉感到紧绷为止，停留 10 秒。

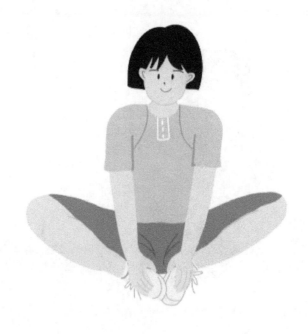

● 卧位，两腿弯曲，两手放在膝窝处，将大腿往胸部方向拉，背部保持平贴于地面，停留10~15秒。

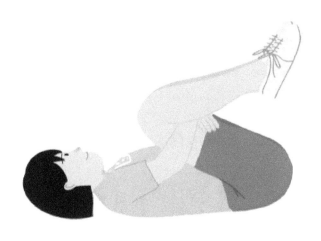

9.运动康复知多少

运动康复是指以运动为载体，通过主动、被动形式的局部关节、肌肉的运动来改善患者的身体机能，提高患者的运动能力，并起到预防部分慢性疾病作用的一种治疗方法。运动康复最早应用于体育领域，是运动员产生运动损伤后的一种康复治疗手段。近年来，随着医学技术的不断发展，运动康复逐渐应用于康复医学领域。

相关研究表明，运动康复现已成为心血管系统疾病、中枢神经系统疾病(如脑卒中)及呼吸系统疾病等多类疾病的重要防治手段。一些研究者指出，适度的有氧运动可以降低中老年患者的血压水平，但要求长期坚持，如若中止，血压将在短期内恢复至原来的水平。一项研究探讨了运动康复治疗对慢性心力衰竭患者的心肺功能的影响，选取了96例符合纳入标准的实验对象，其中一组为有氧运动康复组，对其进行12周的踏车运动康复干预后再做指标测试，测试结果显示运动康复组与对照组具有明显差异，证明规律的有氧运动可以改善患者的心肺功能。还有一项研究探究了首次运动康复治疗时间对急性脑卒中患者运动功能的影响，通过试验总结出早期运动康复治疗在发病的 48 小时内进行，能够明显改善患者的运动功能。

运动康复是新兴的体育学、健康学和医学交叉结合的前沿学科，目的是改善运动损伤患者的身体机能，提高他们的运动能力。研究显示，运动康复对脑外伤及神经损伤患者的脑功能恢复和肢体功能恢复有良好的作用。

10. 几种适合老年人的运动

▶ 太极拳

太极拳是以中国传统儒、道哲学中的太极、阴阳辩证理念为核心思想，集颐养性情、强身健体、技击对抗等多种功能于一体，结合易学的阴阳五行之变化、中医经络学、古代的导引术和吐纳术形成的一种内外兼修、柔和、缓慢、轻灵、刚柔相济的中国传统拳术。2006 年，太极拳被列入国家首批

太极拳（二十四式）

非物质文化遗产名录。新派太极拳是综合了历史上多个门派的太极拳的特点，融入了新时代的一些理念之后创制的，主要的套路有八式、十六式、二十四式、三十二式、四十二式等。

太极拳动作轻柔缓慢，始终以锻炼柔劲为主，运动时呼吸不会过于急促，也不会消耗过多的体力，适合身体较弱或者是患病初愈者作为保健进行练习。缓慢是太极拳运动的一个动作特点。太极拳强调动作连贯、和谐。练习太极拳需要身体各个部分参与，从头到脚每一个部位都要相互配合，动中有静，静中有动。在练习太极拳的时候，呼吸要自然，并与动作相配合，这是一种科学的呼吸方法。太极拳的运步方法，就如同猫走步一样，提脚灵活，落步稳健，尤其适宜老年人运动。

▶ **八段锦**

八段锦是一种由八节动作组成的健身方法，全套动作精练，运动量适度，每节动作的设计都针对一定的脏腑或病症的保健和治疗需要，具有疏通经络气血、调整脏腑功能的作用。八段锦的练功方法以内功为主，是内外相合的定步动功。练习八段锦时，除要注意外形动作，还要配合意守、呼吸。八

段锦的锻炼方法有两种，分别是用力的练法和不用力的练法：用力练习时，要放松肌体，不可用僵力或单纯的臂力，动作要随着呼吸进行，气贯丹田；不用力的练法，主要是以外带内，外动促进内动，达到强身健体、祛病的目的。

八段锦的运动量较小，尤其适合老年人练习，它对老年人的健康有很好的帮助，可通经活络、和气柔体、强体增智，对心脏健康也很有帮助，有利于呼吸系统的健康。八段锦的体势分为坐势和站势。坐势练法的运动量比较小，适合在起床前或睡觉前锻炼。站势的运动量则稍大一些，适合各个年龄段、各种身体状况的人练习。

▶ **五禽戏**

五禽戏是华佗发明的一种养生保健的导引术，它模仿虎、鹿、熊、猿、鸟的动作编创，是以呼吸吐纳配合意念，并且搭配了一些肢体运动形成的。长期坚持练习五禽戏可以强身健体、预防疾病。

老年人练习五禽戏优点多多：可以强身健骨、促进身体的代谢和血液循环，能增强人体的免疫力；可以让头脑变得灵活，能缓解心理压力，帮助保持良好的精神状态；可以疏通经络、促进睡眠、帮助消化，对身体健康有很大的好处。

▶ 广场舞

广场舞是在广场、院坝等开阔空间上，由群众自发组织的，集娱乐性、表演性和健身性于一体的群众性、社会性舞蹈活动。随着经济文化的发展，人们对精神文化的要求也越来越高，越来越多的人为了丰富业余生活、缓解工作压力，参与到当下比较流行的广场舞运动中来。广场舞主要是以动感性强、节奏鲜明、通俗流行的音乐为背景，配合简单的舞蹈动作，达到锻炼身体的目的。

从其主要形式来看，广场舞的功能是满足中老年人的健身需求，通过舞蹈达到增强身体素质的效果。从其内容上来看，广场舞起到了一种文化传承的作用，是一种文化的创造，丰富了我国广大人民群众的业余生活，通过简单易行的方式体现出我国的民族文化。

▶ 健身秧歌

健身秧歌是在传统秧歌的基础上，根据人体运动生理规律，把运动和舞蹈结合起来创编而成的，既能锻炼身体又能娱乐的一项群众体育项目。在跳秧歌的同时伴随着动听的鼓乐，欢快舒畅，可以调节人的情绪，陶冶情操，使人的身心得到平衡。健身秧歌是一种有恒、有序、有度的有氧运动，是适合老年人强身健体的有效的锻炼方式。

健身秧歌和传统秧歌相比更简单易学，是一项全身性的运动，既具有舞蹈性又具有健身的功能。它不需要舞蹈基础，不需要正规的运动场地，人人都可以参与。尤其适合老年朋友练习，它主要是以腰腿以及上肢的协调配合来完成走、跑、跳、蹲等动作，花样比较多，分为徒手的、使用器械的、使用道具的。练习健身秧歌时，要选择较平坦的地面，由于跳跃动作较多，所以高血压、心脏病等疾病患者不宜参加。能增强全身关节的灵活性以及腿部肌肉的力量，可延缓衰老，起到健身、健心、健美的作用。

▶ 散步

散步是最简单的、最经济的、最有效的运动方式，是适合人们防治疾病、健身养生的好方法，也是最为人们熟知的运动方式。长期以来人们更多地把它当成茶余饭后休闲的一种随意活动，随着社会的发展，散步在医学领域中的重要价值正越来越受到人们的普遍关注。

经常散步可以调节人体整个血液循环系统和呼吸系统的功能，防止肌肉萎缩，保持关节的灵活性。人在散步时下肢要支持体重，小腿、大腿和臀部肌肉及骨骼都能得到锻炼，同时身体不断向前移动，需要参加活动的下肢肌肉群和身体其他部位协调配合。散步还可以提高机体代谢率。中老年人以每分钟走 50 米的速度散步，代谢率可提高 48%。如果每天步行 1 小时，走 4000~5000 米，要消耗大约 300 kcal 的热量。同时，散步有助于消除疲劳。轻快地步行可以缓和神经肌肉的紧张，是治疗情绪紧张的理想的"解毒剂"。这是由于散步时全身血液循环加快，使脑血流量增加，神经细胞的营养得到改善，可以帮助精神和心理紧张的人放松，对消除疲劳是有帮助的。

▶ 游泳

游泳是一项非常适宜老年人的运动，对老年人有诸多益处：

• 可以改善心血管功能。游泳时心脏负担加大，可增强心血管系统的功能，防止动脉硬化和心脏病的发生。游泳是改善和控制老年人高血压的有效方法，患有高血压病的老年人在选泳姿时尽量选择仰泳、蛙泳。

• 对关节损耗小，对骨骼有益。在进行游泳运动时，人体的姿势是以俯卧和仰卧为主的，可以减少运动过程中各关节受到的冲击，从而显著减少对膝关节和腰部的损耗，大幅降低受伤的风险。同时，游泳可以使全身骨骼都处于积极的活动状态，预防骨质疏松。游泳还能促进关节腔分泌润滑液，减少活动时骨头之间的摩擦；润滑液又能给软骨提供营养，减缓其衰老。游泳可以让骨骼肌更加有弹性，从而更好地保护骨头，降低老年人骨折的风险。

● 有助于血液循环。游泳时采取的俯卧与仰卧姿势，有利于血液循环，所以经常进行游泳锻炼，可以降低老年人心脑血管疾病的发病率，也能减少老年人在运动时因血液供应不足而导致缺氧晕厥的风险。

● 可以增强免疫力。游泳能增强血管弹性，使冠状动脉血流量增多，血液里脂肪酶增加，加速胆固醇的分解，从而降低血管壁沉积物的积存，对预防心血管疾病、减轻动脉粥样硬化有良好的作用。

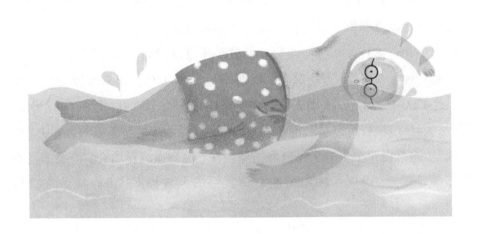

● 门球

门球是在平地或草坪上，用木槌击打球穿过铁门的一种室外球类游戏。它是高尔夫球与撞球的混血儿，不但规则简单、轻松有趣，而且可以激发脑力、促进身心，是一项经济实惠、老少皆宜的运动方式。

门球起源于法国，20 世纪 30 年代传入中国，当时只在燕京大学作为游戏课内容。1948 年门球在日本兴起，1970 年开始作为老年人的活动项目推广开来。门球运动是一项趣味性很强的体育项目，具有场地小、所用器材简单、花费少、技术运作易学易练、运动量小而安全、战术多变等特点，因此颇受中老年人的青睐。

▶ 其他运动

打腰鼓、打木兰扇、抖空竹等，也是适合且颇受老年人欢迎的娱乐健身项目。

腰鼓，又称花鼓，广泛用于民间秧歌舞和节日庆祝，深受城乡老年人的喜爱。打腰鼓是陕西传统民间习俗，起源于中国北方，主要流传于陕北地区，是一种历史悠久的传统民俗舞蹈，常作为春节闹秧歌时表演的重要节目。

打木兰扇是一种动作柔和、全身协调的运动，其特点是造型美观，柔中寓刚，舒展大方，具有表演性和观赏性，特别适合中老年人群。经常练习或表演木兰扇，可延缓关节韧带骨骼的退行性变化，增强心肺功能，集体练习或表演，对老年人的身心健康更加有利。

抖空竹是一项全身性的健身运动，当双手握杆抖动空竹完成各种花式动作时，上下肢关节和颈椎腰椎都在同时不同程度地运动，并带动身躯前后左右移动、转动，两臂不停舒张收缩。经常锻炼抖空竹，能促进血液循环，提高老年人的协调性、灵敏性，改善视力，增强听力，延缓大脑的衰老，还能刺激消化系统，预防便秘。

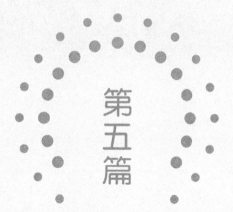

第五篇

幸福晚年

老年人常见的情绪问题

1. 人老了不中用了

随着年龄的增长，人们会面临衰老的问题。许多老年人可能会有"人老了，不中用了"这种感叹。

迈入老年阶段，人体的生理机能退化、心理问题日益增多，社会角色也会发生种种改变。生理、心理、社会角色的多重改变，会给老年人带来一些冲击，许多老年人自觉老年和中年时期大不相同，无助和失落感倍增。步入老年，实力和能力不再像以前那样强大，甚至还可能会受到社会的忽视。不少老年人觉得自己已经衰老，那些曾经拥有的机会和激情也一去不复返，无助却又无能为力。

此外，由于老年人的身体和心理状态发生变化，情绪和情感也会受到衰老的影响。许多人会容易感到沮丧，缺乏自信，甚至会有抑郁的情绪，这些情绪也会加剧他们的失落感。老年人也时常产生一种无助的感觉，他们可能会认为自己无法再做一些有意义的事情，而这种无助的感受也可能会加剧他们的失落感。

那么，老年人真的不中用了吗？

答案当然是：错！

老年人在社会中承担着重要的角色，是社会的宝贵财富，拥有丰富的知识和经验，是传承文化和传播价值观的重要支柱。老年人也可以帮助家人和朋友，为他们提供宝贵的意见和支持，并与他们分享经历和见解，帮助他们成长和发展。

此外，老年人可以投身一些慈善事业、公益活动，帮助更多的人，为社会做出贡献。老年人还可以参加一些兴趣班，使自己保持活力，增强自己的知识和技能。

唐代诗人刘禹锡在《酬乐天》里道："莫道桑榆晚，为霞尚满天。"不要说日到桑榆已是晚景，它的霞光余晖仍旧能够照得满天彤红、灿烂无比呢！时光无情，我们终将老去，但人老心不老，老年人在社会中仍然有着重要的作用。老年朋友可以发现自己新的价值，努力帮助家人和社会，为社会做出自己的贡献，同时还可以改变自己的生活方式，保持健康，过上更有意义的生活。

2. 无法避免的孤独

孤独有时会成为老年生活的代名词。孤独会导致老年人出现抑郁情绪和活动减少，从而影响身体和心理健康。

传统的中国，是一家一户、多代同堂生活在一起，而在现代，两代人往往不住在一起，两个老伴互相依偎是常态。白头偕老虽是美好愿景，但终有一人会先离开，在某些情况下，老年人因不可抗力而失去伴侣，如离婚或丧偶；而身边子女大多独立成家，很少回家相聚。昔日同事、亲友的人际交往，也因为身体、家庭、疫情等原因明显减少。老年人活动范围有限，特别是农村深山区的独居老年人，极易陷入自我封闭的心理状态，随着时间的积累，长期得不到精神抚慰，容易产生孤独感。近些年来，子女外出、家庭成员长期分离使得农村留守老年人的孤独感更加强烈，出现抑郁情绪成为普遍现象，甚至有的老年人还出现绝望、放弃生命的倾向。

老年人摆脱孤独的最好方法是保持积极的心态，适应新的变化，建立起新的生活，适应与疾病和衰老有关的变化。在某些情况下，有的老年人还要适应失去配偶的心理冲击，克服心理障碍，以积极、勇敢和自信的态度对待生活，获得前进的信心。为了逐步走出孤独的恶性循环，老年人要扩大与外界的接触和联系，参加适合老年人的聚会，到公园打拳或下棋，与同龄的老年人交朋友，丰富自己的日常生活。

3.关注"退休综合征"

在复杂多样的老龄化问题中，一个不容忽视的问题是退休老年人的"退休综合征"。

对于刚刚退休的老年朋友来说，工作和工作场所发生的变化要求他们改变长期以来形成的生活规律和社会角色。他们习惯于早早起床，适应忙碌而愉快的生活，但退休的到来打乱了他们的习惯和常规。他们习惯了生活中比较固定的社会角色，但退休这一事件改变了这些固定社会角色的性质。

退休后回归到家庭生活，老年人的生活节奏忽然由快变慢，许多人发现自己很难适应这种生活和心态上的突然变化，也很难适应退休后的日常生活。随着时间的推移，这种不适会导致退缩、内向、易怒、恐惧和其他各种心理甚至行为问题出现，在某些情况下还会导致抑郁，对生活失去信心和希望。在我国，这种现象被称为"退休综合征"。

退休综合征的特点可以总结为四种感觉：无助感、无价值感、无力感和无望感。如果这种心理障碍没有得到有效控制，往往会逐渐演变为其他身体疾病，影响退休老年人的身体健康，严重时还会导致心理障碍和身心系统疾病。

退休综合征通常需要六个月到一年的时间来适应，有些老年人则需要更长的时间。

为此，老年朋友们需要提前做好离退休前的心理准备。老年朋友可以与已经退休的老友交谈，了解他们的生活状态，让自己提前适应即将到来的退休生活。一般来说，退休的心理准备应提前 1~2 年。

对于那些不确定自己是否能适应退休后生活的人，可以尝试建立一个缓冲期。对于有能力的退休老年人，可以寻找需要他们技术专长的单位，继续发挥他们的作用。对于有一定知识水平的退休老年人，也可以利用退休后的时间写作等。这样，一方面可以继续发挥自己的价值，另一方面可以避免退休的负面影响。

如果退休后的困扰和心理问题比较严重，应尽快到心理咨询中心或者门诊寻求医疗帮助，以便顺利地度过退休的最初阶段。

4. 何为"空巢综合征"

家庭结构的简化、家庭规模的小型化、核心化趋势，导致了大量非传统家庭的出现，一代和二代家庭已经成为当今中国家庭的主体，空巢老年人的数量正在增加。"空巢老年人"指的是 60 岁以上、独自生活或夫妇一起生活、没有子女照顾的人。

空巢老年人可分为四种：没有子女或配偶的孤寡老年人；没有子女但有配偶同住的老年人；有子女但子女在外地而独自生活的老年人（有或没有配偶同住）；有子女在本地但独自生活的老年人（有或没有配偶同住）。前三种类型被称为"绝对空巢老年人"，第四种类型被称为"相对空巢老年人"。

人类是不喜欢孤独的，尤其是老年人，他们的焦虑感和对孤独的恐惧会达到很高的水平。然而，当老年人到了退休年龄，告别职场，过上闲居生活时，还同时面临着孩子长大、远离他乡的局面，不得不忍受空巢的孤独。

因此，空巢老年人的心理和情感支持系统往往是脆弱的，容易产生怀疑和消极悲观情绪。他们也很容易出现适应不良和怀旧情绪，随着时间的推移，可能会变得抑郁、孤僻、敏感、多疑和挑剔。

如何调整自己的情绪，愉快地度过人生最后一段不"空心"的空巢生活，是很多空巢老年朋友必然要面对的问题。

▶ 保持乐观精神

老年朋友首先要接受自己已进入老年期的现实，保持健康的体魄、良好的心态、避免过早产生衰老感等。要相信生活，努力做到开朗、坦然、乐观，用自己的知识、经验、技能、智慧和力量去寻找生活的新乐趣。

▶ 重视人际关系

老年人要重建人际关系网，创造一个和谐的家庭环境，将过去的尊老爱幼转为尊友爱老。老年朋友既要注意联系老朋友，又要善交新朋友，要经常和好友聊天谈心，生活上互相关心体贴，思想上沟通交流。同时积极参加社会活动，助人为乐，做自己力所能及的事情。

▶ 提高判断能力

一些无良商家经常利用老年人内心的孤独感，采取"拉家常"的方式获取老年人的信任。许多老年人之所以会受骗，是因为不慎落入了商家埋下的"情感陷阱"。还有些商家常常会打出"专家牌"，根据某些"权威"的观点来推销自己的产品。老年人如果无法辨别是非，就可能上当受骗。

▶ 创造多姿多彩的生活

老年人应根据自己的体能和爱好安排生活：练书法、学画画、种花、养鸟、看报纸、看电影电视剧等。这样可以拓展思维，获得新知识，使生活更充实有意义。

5."老年疑病症"是何物

疑病是老年人中常见的一种心理现象,具有疑病心理的老年人性格多敏感多疑、易受暗示,且孤僻、内向、对周围事物不感兴趣。他们往往对自己的身体状况过分关注,对身体变化特别警觉,因此身体机能的任何微小变化,如心跳加快、腹泻或尿急等,都会引起他们的高度注意。

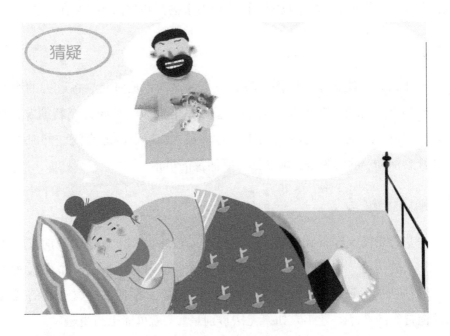

疑病的老年人可能会不自觉地夸大或曲解症状,把微小的变化误认为是严重疾病的征兆,并反复就医,迫切希望通过检查明确诊断,并要求治疗。他们还常常拒绝相信医生的解释和检查结果,并因检查结果未发现异常而感到无比失望。

有的老年人拿到体检结果,一看到上面的"+"号和超出所标识的参考数值范围的数据就提心吊胆,感觉浑身不舒服,怀疑自己生病了,这样的经历有时也会成为一些"疑病症"发病的诱因。

　　老年朋友需要知道的是，并不是所有"+"号都表示有问题，也不是所有超出所标识的参考数值范围的数据都有问题。比如乙肝表面抗体检测显示"+"，并不代表患了乙肝，而是意味着您的身体对乙肝病毒有免疫力。还有我们常做的血脂方面的检查，包括甘油三酯、总胆固醇、高密度脂蛋白胆固醇、低密度脂蛋白胆固醇等项目，其中只有个别项目数值超标并不意味着有高脂血症，而需要结合所有数据综合分析、判断。而且血脂检查结果与饮食状况密切相关，严格来讲，要在检查前三天忌食油腻食物、禁酒，这样，检查结果才较为准确。

　　疑病心理的老年人有较强的疑病观念。换句话说，他们深信自己得了某种生理性疾病，同时不相信医生对他们的"病"做出的无病诊断。这种疑病观念会产生一种心理暗示的效应，从而又强化了个体的疑病心理。所以，疏导疑病心理要注重消除导致心理暗示的疑病性观念。

　　首先，要相信科学，相信医生的科学结论。患病后科学、理性对待，寻求专业的帮助；如果有疑虑也可以咨询医生，可以做多项检查从不同的方面去验证。

　　其次，一些医疗商家为了扩大宣传，常利用搜索引擎作弊，并把普通的症状严重化；还有一些为博眼球的推文在网络上泛滥，加重了疑病症老年人的心理负担。这些问题，不仅需要有关部门对互联网进行有效监管，也需要老年人具有一定的鉴别能力，不要轻信网上的各种医疗信息。

　　最后，获得家庭支持对于疑病老年人而言十分重要，家人常伴左右，给老年人信心和关心，使他们保持愉快、轻松、安全的心情，这对他们营造安全感很有好处。

6.警惕老年焦虑与抑郁

▶ 焦虑症

焦虑症是老年人群中常见的心理疾病。正确认知老年焦虑症，并积极应对，对提升老年人晚年生活质量很关键。

近年来，生活压力的增大让很多人都会产生焦虑情绪，患焦虑症的人数在逐渐增加。但要注意，焦虑症是焦虑情绪长期作用的结果，焦虑情绪并不等于焦虑症。

满足以下表现才属于焦虑症：

● 无缘无故、没有明确对象和内容的焦急、紧张和恐惧。

● 焦虑感指向未来，似乎某些威胁即将来临，但是自己说不出究竟存在何种威胁或危险。

● 持续时间很长，如不进行积极有效的干预，几周、几月甚至数年迁延难愈。

● 除了呈现持续性或发作性惊恐状态，还多伴有躯体症状。

除了上述表现，老年焦虑症还有自身特点：首先，老年焦虑症存在更客观的诱发因素，如身体日渐衰老虚弱、死亡临近的恐惧、现实环境的改变与困难等。其次，老年焦虑症患者存在"述情障碍"，即对自身的情感体验表述困难，常不会说"我很紧张""我很担心"，而是说"我身体很难受""我睡不好，吃不

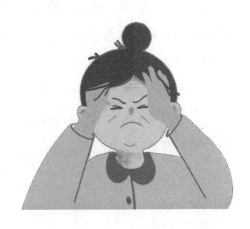

下""我大小便不好"等。老年焦虑症患者往往对声音、光线很敏感，或格外关注每天的大小便次数与顺畅情况，为自己的心烦不安找借口。出于同样原因，老年焦虑症患者常辗转于各医院而很少一开始即就诊于心理门诊或精神科门诊。最后，老年焦虑症患者常伴有各种慢性躯体疾病，如高血压、冠心病、糖尿病等，并服用多种药物。慢性躯体疾病与长期服用药物均可影响焦虑症状的发生与治疗，甚至许多疾病与药物本身就可引起焦虑。

老年人常见的焦虑症主要包括以下几类：①"带孙焦虑症"。指老年人在隔代抚养的时候，担心孙子孙女出意外而无法向子女解释，导致强烈的焦虑。②独居焦虑症。表现为持续的担心，易烦躁，易怒，注意力不集中，难以入睡，还出现一些身体的不适。③出院焦虑症。医生经常会碰到这样的老年患者，他们往往过分依赖医院，在医院治疗的时候，心理上比较放松，认为有医生守护着自己的健康，而等到出院回家，虽然病情已经好转，但心理上却因担心发病不能得到及时救治而处于紧张的状态，最终，因这种焦虑的情绪引发生理上的反应，误以为自己又得了病。

▶ 抑郁症

在老年人群中，老年抑郁症的患病率为 10%~15%，抑郁症发病率较高而又容易被忽视。

如果老年人抑郁又伴有焦虑，可能会过分强调或关注身体不适，导致漏诊和不适当地使用抗焦虑药、催眠药或止痛药治疗。本身就患有内科疾病的老年人，如果出现与预期情况不符的情绪或躯体症状、对治疗反应不佳、治疗积极性不高或与照护者缺乏互动等情况时，应重点怀疑抑郁症。抑郁症的初筛有以下两种方法：

(1)判断是否有老年抑郁症可通过两个问题进行初筛。若两个问题都是肯定回答，很容易识别出有风险的患者。

"在过去 1 个月里，您是否为情绪低落、抑郁或绝望所烦扰？"

"在过去 1 个月里，您是否为做事没有兴趣或没有乐趣所烦扰？"

(2)也可以通过老年抑郁量表进行自我判断。以下 5 项中有 2 项抑郁性回答(第1项答案为"否"或第2~5项答案为"是")提示抑郁症的可能性较大。

您对您的生活基本满意吗？

您经常感觉无聊吗？

您经常感觉无助吗？

您更愿待在家里而不是外出做新的事情吗？

您觉得您现在的样子很没价值吗？

如果老年人经常心烦意乱、坐卧不安，就应该尽早去医院就诊，通过科学的焦虑抑郁量表来评估是否患有焦虑症、抑郁症，病情严重的则要在医生指导下尽早进行药物干预。

幸福晚年这么做

1. 识别负性情绪

情绪与心理健康密不可分，情绪稳定是心理健康的标志，稳定的情绪是获得身心健康的重要因素。老年人要想健康长寿，除了要有健康的身体和良好的生活习惯，还需要保持能让身体延年益寿的良好的情绪，这些都是长寿的秘诀。

随着年龄的增长，包括大脑在内的所有器官都会逐渐衰退、功能逐渐下降，这是正常生理现象。由于身体健康水平的下降以及心理和社会功能的退化，老年期成为负性情绪的一个易感时期，不同类型的负性情绪经常同时出现。

负性情绪不仅会影响老年人的心理健康，如焦虑、抑郁、狂躁等，还会影响他们的身体健康，导致身体疾病，如失眠、便秘、胃痉挛、胃肠溃疡、肿瘤等。因此，老年朋友应该学会识别负性情绪，并及时采取有效的应对措施，避免负性情绪对自己造成伤害。

首先，要知道负性情绪是什么。

负性情绪是指各种不愉快的心理状态体验，如缺乏自信、抑郁、孤独、恐惧、焦虑、沮丧、悲伤、无助和失落等，在老年人中常表现为抑郁情绪、焦虑情绪和孤独感。其中，抑郁情绪是一种以情绪低落、悲伤和兴趣减退等为代表的情绪障碍，焦虑情绪以生理上的持续亢奋为特征，表现为过度紧张、恐惧和不安，而孤独感是由于社会关系的期望得不到满足而产生的与外界隔离和排斥的感觉。

老年朋友要学会识别自己的负性情绪，可以记录自己的情绪变化，比如记录自己的心情、情绪、思想和行为，来帮助自我感知、监测，以便及时发现自己的负性情绪。一旦发现负性情绪，应该及时采取行动，避免负性情绪变得更糟。

其次，老年人要学会思考，能把握情绪变化的起因，并找出解决问题的办法。负性情绪根源繁多，生活里的方方面面、各种因素都有可能导致我们产生负性情绪，如家庭因素、社会因素、经济因素，以及自身的心理因素等。

有时负性情绪会让人感觉沮丧，这时应该平静下来，采取客观思考的方式，向内寻求定力，让自己的情绪从消极转变为积极。在遇到挫折和困难时，要学会控制自己的情绪，从另一个角度来考虑问题，不要让自己深陷负性情绪中，寻找可以缓解情绪的方式，提升自己的心理健康水平。

此外，千万不要小看平时经常会出现的不开心，一定要及时用健康的方式排遣，及时释放负性情绪。一些积极的活动，如参加社交活动、散步、看书等，可以帮助老年人释放负性情绪，让他们的心情变得更加愉快。

2. 学会管理情绪

《道德经》有云："见素抱朴，少私寡欲，绝学无忧。"意思是让人像一块璞玉一样，永远保持纯洁朴实的本性，摒弃复杂的心念，摆脱欲望的困扰，回归最原始的本真。老年人在任何问题面前，要保持内心平静，怀着感激的心态看待问题，减少抱怨，利用自己的敏锐洞察力和判断能力去解决问题。管理情绪从以下五个方面做起。

▶ 自我监控提高情绪知觉

当一些情绪由外界环境引起或伴随着自己的一些看法和信念而产生时，自我监控就能够加强这些情绪知觉。每天记录情绪变化，分析引发这些变化的信念和行为。养成定期检查和清理自己情绪的习惯，特别是在重要事件发生之后。摸索出情绪低潮期和高潮期的规律，熟悉自己的情绪活动规律，并找出有针对性的对策，增强情绪调节的预见性。试着根据不良情绪的强度、持续时间、影响力进行归类，为化解不良情绪奠定基础。

▶ 善于控制自己的情绪

能控制好自己情绪的人，比能拿下一座城池的将军更伟大。快乐是一剂良药，愉快的笑声是精神健康的标志。力争做到胜不过喜、败不过悲、气不暴怒。对于悲伤，要避免悲伤的情境，尽量关注困难情境中的积极方面，果断地挑战悲伤，并利用应对策略降低焦虑；自我克制且不断调整回归理性。学会理性分析情绪产生的原因，情绪产生后，人往往会处于非理性的状态中，但事后应冷静地分析情绪产生的原因，为以后更好地控制情绪提供依据。

▶ 善于沟通

沟通技巧是与别人产生共鸣的基础，是理解他人所说的话和解决人与人之间问题的基础。与人沟通的要诀是，在听的时候，只聆听不判断，保留自己的观点和情绪；总结别人说话的内容，并检查自己的总结是否正确；在说话的时候，有逻辑地组织语言，并清楚地表达出来，不带攻击、责备或生气的情绪陈述观点，必要时重复一遍。

▶ 解决问题

解决问题的思路和方法：将几个大的、模糊的问题分解成很多小的具体问题；根据可解决的条件定义这些问题，对事不对人；设想可能的解决方案；当考虑了所有可能的解决方案后，权衡每个解决方案的优点和缺点，选择一个最终解决方案并实施；回顾计划完成的效果。

▶ **培养自己的情绪感知力**

认真观察总结自己在具体的生活和工作环境和经历中出现的认知、情绪和行为体验的特点，以提高识别和管理自己和他人情绪的能力。

· · · · ·

3. 疏导不良情绪

控制情绪还需要从日常的生活入手，让自己放宽心、远离愤怒，和善地看待身边的人和事。老年人情绪低落很常见，不一定是病态，学会自我调节有时即可获得改善。当您感觉自己正在被一些问题所困扰时，可以按照这些方法去做，做一个健康快乐的老年人。

▶ **转移注意力**

首先要做的是分散自己的注意力，不要总是想着这些问题。有时候，有些事情是我们无法改变的。既然已经成为事实，就不要总想着如何再让它变为虚无，尝试着去接受，去面对现实。当情绪波动发生时可以有意识地调整自己的注意力，将注意力放到自己喜欢的事情上，从而使心情愉悦。

▶ **学会宽容**

宽容是一种美德，宽容就是放下，给对方一个机会也是给自己一个机会。如苏霍姆林斯基所讲："有时宽容引起的道德震动比惩罚更强烈。"别人也许只是一时的失误，也许只是一闪而过的歪念。人总有犯错误的时候，对人对事不要太过苛求。

▶ **知足者常乐**

人一辈子难免会碰上许许多多的痛苦，这是我们无法避免的。痛苦可以让人颓废，也可以激发人的斗志。痛苦可以磨炼人的意志，让人们不会轻易地被困难所打倒。

▶ **学会控制自己**

人的思想是复杂的，不是只有善念。有时一些恶念，也可以帮助人发泄心中不满。比如被人欺负，可以幻想自己把他痛打了一顿等。这都是可以的，关键是要能控制住自己的恶念，不让它去左右自己的行为。所以恶念不可怕，如果使用得当，可以帮助缓解压力。遇到事情的时候不要立即爆发，尽力平静自己的心情，从不同角度思考，有助于控制自己的脾气和不耐烦。

▶ **正确面对**

尝试从不同的角度看问题，您也许会发现，痛苦并不像您想象的那样真实。作为一个成熟的人，应该勇于对自己做过的事情负责。不要后悔自己做过的事情，因为这是您自己的选择。不要总是想着自己会得到什么样的结果，用心去欣赏自己努力的过程，那才是最重要的。

▶ **积极应对**

这个世界是现实的、残酷的，也是美好的。永远不要把自己的快乐建立在别人的痛苦之上，那样的快乐不会长久，很快就会被无边的痛苦所取代。真正的快乐是发自内心的。

▶ **学会自我排解**

人总会有心情低落的时候，不管是因为爱情，还是因为友情，抑或是其他，让您痛苦，让您找不到人生的乐趣。首先，不要放弃对美好事物的渴望和追求，有希望才会有动力。其次，如果真心想摆脱目前的困境，那么先要敢于面对困难，一味逃避只会让自己的痛苦之路更加漫长。学会合理宣泄情绪，哭泣、叫喊、倾诉、运动都是很好的方式。

▶ 学会笑口常开

笑能抒发健康的情绪，使您从已经感到快乐的事情中，引起更为快乐的情绪。学会笑口常开，开怀地笑，会心地笑，放声地笑，使自己的生活中充满笑声。心理学家认为，人们笑不是因为他们快乐，而是因为他们在笑。不是悲伤使人哭泣，而是哭泣使人悲伤。因此，我们在生活中要多笑勿愁。学会控制情绪，学做情绪的主人，把

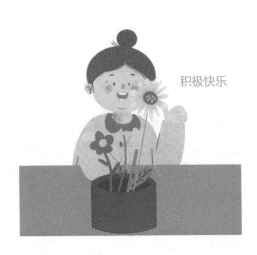

积极快乐

健康掌握在自己手中，这也是生命不可缺少的一种追求。

▶ 自我暗示

自我暗示是运用内部语言或书面语言的形式来自我调节情绪的方法，也就是说，自己在内心与自己对话。语言暗示对人的心理乃至行为都有着奇妙的作用。当不良情绪要爆发或感到心中十分压抑的时候，可以通过语言的暗示作用来调整和放松心理上的紧张，使不良情绪得到缓解。当您将要发怒时，可以反复地暗示自己"不要发怒，发怒有害无益"；当您陷入忧愁时，可以暗示自己"悲伤是无用的，无益的，还是振作起来吧"。

▶ 学会自我激励

自我激励是指鼓励自己保持积极的态度，无论遇到什么困难或挑战，都要激励自己坚持下去。这是用理智调控情绪的一种方式，是一种精神动

力，也是保持心理健康的一种方法。

当自己的欲望或行为不能直接表达，不能被社会所接受，或是遭受严重挫折时，为了避免心理创伤而暂时压抑一下自己的欲求和痛苦，继而把心理导向崇高的境界，这就是升华心理。简单来讲，就是把消极的情绪与心中的闪光点结合起来，把负性情绪转化为积极有益的行动。升华法是一种高层次的宣泄，将情绪激起的能量引导到对人、对己、对社会都有利的方向。

4. 维系新朋老友

社会就像一片海洋，每个人只是其中的一朵浪花。如果你远离海洋，浪花就会干涸。作为一种社会动物，人不能存在于社会之外。我们鼓励老年朋友们走出家门，积极参加社会交往，因为这对他们自身和整个社会都有好处。

对于老年人来说，融入社会可以帮助他们感受生机，珍惜自己宝贵的生命，好好生活，还可以帮助他们感受到自己是社会的平等成员，是整个美好社会不可缺少的一部分，有效地消除自卑感。与他人交流中，老年朋友可以通过了解生命的真正意义来发现自己的价值，并从听众那里得到心理安慰，释放自己的情绪。

积极交友可以增加生活乐趣。英国科学家在一项研究中发现，多参加社交活动或许有助于在老年时期保持头脑敏锐。此项研究者之一、伦敦大学的安德鲁·萨默拉德博士说："我们认为最可能的情况是，较积极的社交活动会锻炼语言和记忆等不同方面的认知能力，因此会让人更好地对抗老年痴呆造成的脑部损害。如果 60 岁时花时间交朋友，70 岁时罹患老年痴呆的风险会下降。"

"有朋自远方来，不亦乐乎。"朋友聚首是人生一大乐事。多与朋友交流可以开阔胸襟，生活中难免有不高兴的事，有些事一时想不通，也许听听朋

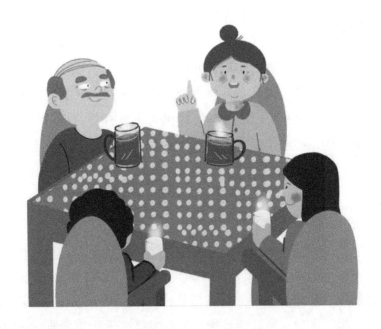

友的解释剖析就释然了。与生活态度积极的朋友在一起还可以激发雄心壮志。老年人相聚，常会谈起各自的打算和计划，这能给人一种奋进的力量。对于老年朋友来说，如果能积极交友，有广泛的兴趣，学会关心他人，也可以像年轻人一样拥有丰富而美好的生活。

人在进入老年期后，通常会开始面临一些新的人际交往问题。那么如何能适应新的人际关系呢？其实关键还看老年人自己怎么做。

▶ 老年人际交往要注意以下几点

（1）合群悦纳。老年人退休后更应该保持合群的习惯，拥有自己的交友圈。可以多参加运动，扩大自己的交际圈。如果您在交往中表现得友好、热情，会给自己增添不少魅力，相信一定会结交到不少新朋友。多参加一些文化体育活动组织、老年人互助组织、公益活动组织，老年人是社区活动的主力，要积极参加这些有益的活动。如到游泳馆游泳，可以结识一批"泳友"，在社区打球会有许多"球友"，定期参加老同学、老同事的聚会，会巩固过去的"学友""战友"关系。

（2）主动联系他人。现在的城市住房结构本来就不利于人际交往，老年人退休在家，时间充裕，在可能的情况下，要多出门与大家进行沟通，加深彼此的了解。比如，可以主动联系一些老同事，叙叙旧聊聊新，新的联系很快就会有了。此外，还建议老年人要出去做一些力所能及的事情，不管是体力劳动还是脑力活动，要依靠自己去寻找一些乐趣。邻居之间的闲聊可以促进和谐，发展人际关系。上老年大学或在业余时间自学一些知识，不仅可以使自己对学习充满热情，增加心理上的成就感，还可以在与其他老年学员的交流中增加人际交往，减少孤独感。

（3）耐心地待人接物。人际交往更多的是基于情感交流，这是一个长期的过程，所以建立和维护人际关系需要耐心。老年是人生的成熟期，在人际交往当中要有容人之量，以诚待人，这样才能有个好人缘。为人要厚道，关心、爱护、尊重、理解他人。不要认为人家与您的思想观点不一致就是在针对您，暗自较劲。每个人在思想上、性格上都有缺陷，对人不能求全责备，要学会求同存异，全方位了解别人，多发现别人的优点，取长补短。广交友，交益友，增知识，开眼界，使自己的老年生活快乐无边。

老年人应多与哪些人交流沟通

对于老年人来讲，配偶和子女是自己最亲近的家人，老年人和子女可以在重要的节假日或纪念日多聚聚，多找双方感兴趣的话题聊聊，在交流当中，可以跨越代沟，增进感情。不过，老年朋友切忌坚持家长作风，毕竟子女已经长大成人了，不再是以前那个在父母怀里的小孩子。

老年朋友在过去丰富的阅历中，总有许多难忘的同窗、好友和同事，可以创造机会，多和他们聚一聚。通过众人共叙往事，既可以使自己重温许多开心的往事，也会在饶有兴趣的往事回忆中，找到能让自己快乐起来的精神支点。

5. 创造和谐家庭环境

家庭关系是基于婚姻关系和血缘关系构成的一种特殊的社会关系，和睦的家庭关系是社会稳定和进步的必要条件，是社会安定团结的重要因素。处理好家庭中的人际关系也是老年人的一大幸福和乐趣。

▶ 老年夫妻关系

人到老年，朝夕相处的不是别人，正是配偶。如果夫妻不和，经常吵架，对老年人的心情和健康影响很大。因此，老年人要有意识地处理好夫妻关系。

老年夫妇相处，要互相理解，不要互相指责；互相照顾，不要只顾自己；互相容忍，不要争吵；努力控制自己的情绪，不要随便发脾气。可以遵循"互尊、互学、互信、互爱、互帮、互勉、互商、互谅"这八个原则。

▶ 父母与子女的关系

据调查，中国大多数老年人的代际关系都很和谐、密切。子女对父母的态度越好，家庭环境就越好。自觉晚境不佳的老年人中，两代关系不好的居多。两代人关系如何，会影响老年人对生活的满意程度和老年期的适应。

在社会剧烈变化的时代，由于价值观、道德观、生活经验、生活方式、要求等方面的差异，两代人之间的冲突越来越频繁。这使得双方有必要分享他们的想法，互相交流，并讨论某些问题。父母要循循善诱，耐心听取不同意见，吸取合理的意见，与儿女在思想认识上达成共识。

▶ 祖孙关系

我国著名的社会学家费孝通教授打了个比方：父为一点，母为一点，父母连成一条直线；孩子出生后，他们可以连接成一个三角形，这比直线更稳定。这个比喻很形象地说明了父母与子女的关系。我们认为：有了孙辈，三角形中间又加了一个点，两代人都喜欢孙辈，孙辈成了这个三角形的中心，可以促进家庭的和睦。当然，老年人还要注意对孙子的教育，不能溺爱。如果对第三代的抚养和照顾的原则与第二代不一致，很可能产生矛盾，这是不能忽视的。

▶ 其他关系

除了上述家庭人际关系外，老年人还面临与亲朋、同事、同学、邻里的关系。这些关系的调适，要受人际吸引的因素制约。老年人由于行动不便，邻里关系的和睦显得特别重要。与邻居相处，应该乐于相助，视同亲友。

社会心理学家还指出，人格特征会影响人际吸引力。例如老年人的人格类型可以影响人际关系。成熟型或健康型的老年人，以科学态度理解现实，以积极的措施面对现实，不固执己见，善于调节与控制自己的情绪，保持乐观，可能会增加人际吸引力。老年人应针对可能出现的人格波动，改善不良个性，以增加人际吸引力，增添生活乐趣。

6. 老有所乐

老年期不是生命的终点，而是经过风雨的洗礼、岁月的积淀，绽放人生精彩的最美时刻。因此，我们要从内心升腾起对老年生活的热爱，唤起对生活的热情和主动，把老年生活作为一种修行、一种升华，内心充实地迎接每一个日出日落。这就是积极的老年心态。良好的心情对老年人的健康非常重要，老年人健康快乐的生活离不开十大乐趣。

▶ 健康长寿之乐

健康的身体是人生的基石，良好的健康状况，是老年人安享晚年的重要因素。虽然衰老和疾病不可避免，但可以通过积极保健延缓和调适。

▶ 天伦亲情之乐

人到老年，最需要感情慰藉。感情万种，最重要的莫过于人伦亲情。夫妻和睦，儿女孝敬，子孙可爱，家庭和谐。赏心于属于自己的小天地，体会天伦亲情之温暖，目睹生命血脉之延续。

▶ 读书学习之乐

知识是人的精神食粮，不断丰富知识，是认识世界的精神动力。人到老年仍要学习，活到老、学到老，是人类至高无上的追求。学无止境，博览群书，遨游于学问之海，执着于新知之求。

▶ 思维想象之乐

孔老夫子早就说了，"学而不思则罔，思而不学则殆"。人到老年，仍要勤于用脑，不能思想僵化，要多思考、探索、憧憬，甚至幻想，预防老年痴呆。脑勤、手勤、不闲着的精神是健康长寿的重要因素。

▶ 广交朋友之乐

人到老年不可无友，老朋友不可少，忘年交也不可无，朋友就是财富。尤其要多和青少年交朋友，保持童心不泯，增添轻松、愉快、乐观、向上的情绪，从而有益于身心健康，与时俱进。

▶ 助人为乐之乐

老年人在社会上属弱势群体，常常受到他人照顾；反过来也应该多想他人，多行善事，力所能及地帮助他人。如果能享受到帮助别人的乐趣，就能充分利用自己的余热，体现自我价值。

▶ 宽容大度之乐

老年人修身养性多年，应胸襟开阔，宽容大度。宽乃心宽、宽以待人；容乃容人、容天下事。要豁达乐观，宰相肚里能撑船，和为贵，忍为上，遇事不急、不恼、不怒，从而能化解百事，心情舒畅。

▶ 与世无争之乐

退休的老年人，远离名利场，清心寡欲，无忧无虑，贫富安然，视清静无为、宁静致远为无上境界，不骄不躁，不亢不卑，自由自在行坐泰然，如化外高人，从而心情爽快，青春常在。

▶ 游历天下之乐

年轻时忙于工作，压力无形，任务在身，无暇他顾，到了老年时间充裕，只要有条件，便可游历天下，想去哪里就去哪里，细品天地之精华，甚至走出国门，游历世界。

▶ 知足常乐之乐

有人说"知足赛过长生药，常乐好比活神仙"。老年人最可贵的心态是知足，忌攀比，忌贪心，忌妒忌，忌不知足，知足者常乐。这种心态可使精神愉悦，心胸洒脱，延年益寿，随遇而安。

7. 老有所为

老有所为是一种"积极养老"，所谓"积极养老"就是老年人在离开劳动岗位后，并不一味在家中消极地颐养天年，而是用自己积累的知识、技能和经验，多为国家、社会和他人奉献余热。"老有所为"不仅可以增加生命的长度，还可以增加生命的宽度，体现自我的人生价值。老有所为是退休老年人理想的生活状态。

老年是人生的重要阶段，是仍然可以有追求、有作为、有进步、有快乐、有所为的重要阶段。退休不是远离尘世，万事皆休，还应干些力所能及、与时俱进的工作，仍然可以完成在岗未完成的事情和心愿，用开拓进取续写人生美丽华章。这有益于社会，有益于家庭，有益于每一个老年人的身心健康，回归社会，服务他人，真正实现"自我实现"的最高境界目标。

▶ 回归社会

身体健康、精力旺盛又有一技之长的退休老年人可以积极寻找机会，做一些力所能及的工作。一方面发挥余热，为社会继续做贡献，实现自我价值，另一方面使自己精神上有所寄托，增进身体健康。当然，工作必须量力而为，不可勉强，要求实效，不图虚名。

▶ 参加志愿服务

许多老年人加入志愿者队伍，是为了"老有所为""老有所乐"，不与社会脱节。2018 年一项调查数据显示，我国老年志愿者人数已经发展到2500 万，约占老年人口总数的 12%。通过参与志愿活动，既得到了社会对

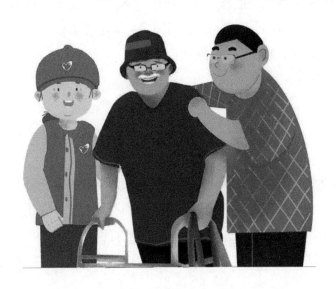

个人的尊重和满足，又体现了个人对社会的责任和贡献，充分体现了老年人的社会价值。

▶ 参与家务劳动

家务劳动也是社会工作的组成部分，退休老年人回到家里，从事家务劳动是间接为社会做贡献。这一点也得到了社会学家的认可。有些老年人是被动地承担家务负担，如买菜、做饭、看孩子，心理上产生烦躁不安、不耐烦、不甘心的情绪。另一些老年人则不然，把买菜、做饭、看孩子作为乐趣，有兴趣、有劲头。

▶ 善于学习

"活到老，学到老"，正如西汉经学家刘向所说："少而好学，如日出之阳；壮而好学，如日出之光；老而好学，如秉烛之明。"一方面，学习有利于用脑，使大脑更加灵活，延缓智力下降；另一方面，老年人学习可以更新知识。老年人想避免与社会脱节，就要加强学习，树立新观念，与时俱进。

▶ 培养爱好

许多老年人在退休前有业余爱好，只是工作繁忙无暇顾及，退休后正可利用闲暇时间充分享受这一乐趣。即便先前没有爱好的，退休后也应该有意识地培养一些，以丰富和充实自己的生活。写字作画既陶冶情操，也可锻炼身体；种花养鸟是一种有益活动，鸟语花香也别有一番情趣；另外，跳舞、打球、下棋、垂钓等活动都能使参加者益智怡情，增进身心健康。

老有所为不是一个苛求性的命题，而是一种自愿行为，因人而异，力所能及，已属可敬之列，若能适量拼搏，干出些轰轰烈烈的事迹来，那是多么了不起的晚年啊！

8. 与时俱进

随着信息时代加速到来，迎接互联网，适应互联网，是人们必然的选择。现在很多老年人也已经用上了智能手机，他们通过微信社交、聊天、看新闻、听歌、追剧，甚至通过手机购物等。

互联网对老年人有积极的好处，如更好地与家人和朋友联系，有利于老年人的社会化过程，增加终身学习的机会，丰富老年人的精神生活；扩展健康保健服务的途径，有益于老年人的身体健康等。有条件的老年朋友可以积极开展与网络的接触，通过手机或电脑等方式，借助老年大学相关课程，或者向儿女取经，了解网络，使用网络，不仅可增加生活乐趣，还可以减轻与儿女之间的沟通障碍，减少"与社会脱节"的隔离感。

但是也要看到网络诈骗时有发生。老年人在享受网络带来的便利和愉悦时，应注意防止被骗，增强防范意识、提高分辨信息真实性的能力，遇事多与子女沟通。

老年人使用网络的注意事项：

● 每天使用电脑或手机的时间不要太长，以免引起颈椎、眼部问题。

● 网络上的信息很多，不要被牵着鼻子走。当信息太多时，可以选择性地浏览。

● 不要随便添加微信朋友，不要随便加入微信

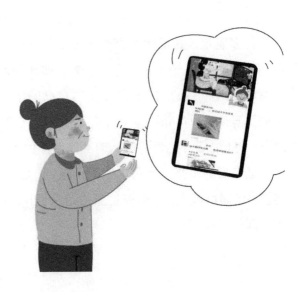

群，不要随便关注微信公众号。

● 在网络上聊天、传送图片等时，要注意保护自己、家庭和朋友的隐私。

● 不轻信谣言，不随便转发。特别是社会敏感内容，不要因为感觉新奇就随手转发，成了谣言和别有用心人的传声筒。

● 避免在网络聊天中泄露银行账号和密码。

● 不能指望通过微信传送紧要事情。有重要的和紧急的事情时，应该及时拨打电话联系。

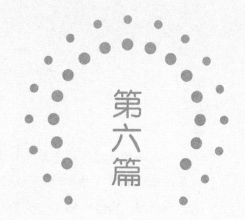

第六篇

认识老年综合征

老年综合征是指老年人由多种疾病或多种原因造成的非特异性的同一临床表现或临床症状或问题，这也是现代老年医学研究的核心和热点问题。相对于青壮年，老年人的健康问题更为复杂，老年综合征更具自身特点。同样的疾病，老年人的临床表现、治疗反应和转归，与青壮年有着很大的不同，相应的预防、治疗、保健方法由此存在很大的差距。

　　老年综合征严重影响老年人的功能与生活质量，其发生是老年人生理功能逐渐衰退、老年衰弱逐渐发展的结果，并将进一步降低老年人的功能独立性，导致更加复杂的医疗管理问题及失能失智。老年人及其照护者如果能正确认识老年综合征，并学习一些简单有效的应对方法，无疑将提高老年人的生活质量，降低医疗成本，节约医疗、康复和护理费用。

　　本篇选取了常见的几种老年综合征——慢性疼痛、失眠、尿失禁、便秘、皮肤瘙痒、老年痴呆、跌倒、吞咽障碍等，帮助老年人及其照护者掌握老年综合征的预防、处理和保健的简单易行方法。

1. 看不见的苦——慢性疼痛

▶ 认识慢性疼痛

慢性疼痛是指持续一个月以上的疼痛。近日，我国发布的《中老年常见疼痛防治认知调研报告》中指出，当前我国疼痛患者远超过 3 亿人，且正以每年 1000 万~2000 万人的速度增长，现已成为继心脑血管疾病、肿瘤之后的第三大健康问题。慢性疼痛的发生率会随着年龄的增长不断升高，是老年人常见的病症之一。在 65 岁以上的老年人群中，有 80%~85% 患有与疼痛有关的疾病。慢性疼痛可能导致老年人出现抑郁、社交能力下降、睡眠障碍、活动受限、跌倒、食欲紊乱、生活质量下降等问题，并且长期使用止痛药物会导致一系列的不良反应，现已成为危害老年人身心健康的主要问题。

▶ 慢性疼痛的常见原因

老年人慢性疼痛的常见原因有很多，下面我们一起来看一看：

- 最常见的是骨关节疾病。如各种骨关节炎、骨折、颈椎病、腰椎间盘突出症、骨质疏松症、类风湿关节炎、痛风等疾病，会出现身体各关节疼痛症状。

- 其次是脏器病变。各脏器的慢性病变也会导致身体疼痛。

- 再就是癌症患者。癌症患者的疼痛大致分为两种：一种为局部性，可定位；另一种则为弥漫型，疼痛部位不明确。初诊的癌症患者，疼痛发生率为 25%，晚期癌症患者疼痛发生率则升至 60%~80%，其中 1/3 为重度疼痛。

- 此外，还有一些特殊的疾病引发疼痛，如带状疱疹、三叉神经痛等。

▶ 如何描述疼痛程度

目前使用的疼痛强度评价方法很多，可根据老年人的个体情况，选择简单、错答率低的工具进行疼痛评价。常用于老年人疼痛评价的方法有以下两种。

● 数字评价量表：数字评价量表操作简单，是一种患者自我主观评价的工具，多适用于无意识障碍且语言表达正常的患者。数字评价量表用 0~10 代表不同程度的疼痛，0 为无痛，10 为剧痛。疼痛程度分级标准为：0 分表示无痛，1~3 分表示轻度疼痛，4~6 分表示中度疼痛，7~10 分表示重度疼痛。

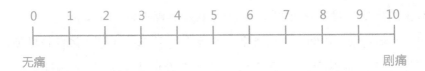

0：无痛；1~3：轻度疼痛；4~6：中度疼痛；7~10：重度疼痛

● Wong-Baker 面部表情量表：Wong-Baker 面部表情量表简单易懂，是由他人观察患者面部表情包打分的方法，适用于交流困难、意识不清或不能用言语准确表达的老年患者。

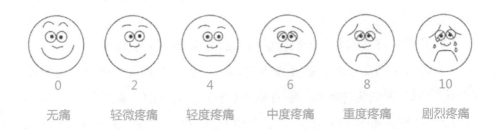

| 0 | 2 | 4 | 6 | 8 | 10 |
| 无痛 | 轻微疼痛 | 轻度疼痛 | 中度疼痛 | 重度疼痛 | 剧烈疼痛 |

▶ 滥用药物止痛不可取

缓解老年人疼痛最常见的就是药物治疗，但老年人在用药过程中应该遵循如下五项原则，切勿滥用药品。

其一，要积极治疗原发性疾病。导致慢性疼痛的疾病较多，在使用镇痛药物治疗的同时应积极治疗原发性疾病。

其二，要对症下药。主要区分伤害感受性疼痛和神经病理性疼痛，建议按照不同病因选择相对应的药物。

其三，要个性化给药。对于轻度疼痛的患者应主要选用非甾体抗炎药；若为中度疼痛应选用弱阿片类药物；若为重度疼痛应选用阿片类药物。

其四，要采取综合治疗方案。采取多模式综合治疗，联合使用不同治疗机制、不同治疗途径的药物，以提高治疗效果，减少药物的不良反应。

其五，要重视异常心理问题的治疗。慢性疼痛常伴有明显的情感障碍或功能障碍，是由生物、心理和社会等多因素共同导致的疼痛综合征。要重视心理状态评估，酌情应用抗焦虑、抗抑郁等药物进行治疗。

▶ 非药物止痛干预

• "花式"伸懒腰：受腰背痛困扰的老年人，不妨尝试几种简单易行的"花式"伸懒腰方法，或许对缓解腰背疼痛有一定的作用。

(1)拱桥式伸懒腰法：仰卧于床上，双肘撑于床面，双膝微屈，头置于枕上，背部、臀部、大腿后侧肌肉用力收缩，挺胸、抬臀呈拱桥状，保持30秒后休息片刻，重复5~10次。

(2)垫枕伸懒腰法：在腰下垫一个5~10 cm厚的枕头，维持腰部的正常屈度，使腰背肌放松，双手尽量贴近双耳往上伸，膝盖微微张开，双腿伸直，手指与脚趾尽量伸展，集中精神腹式呼吸2~3次。

(3)猫式伸懒腰法：双膝、双手跪爬在床上，双肩上耸，拱背微缩，然后对肩放松，腰部下沉，使脊椎凹下，做猫伸懒腰状，上述动作以20个为一组，每次做3~5组。

● 运动锻炼：适宜的运动锻炼对于缓解慢性疼痛非常有效。运动锻炼不仅可以增强骨骼肌承受负荷及肌肉牵张的能力，减少关节疼痛和僵硬，帮助恢复身体的协调和平衡，而且还能愉悦身心、改善老年人的情绪、改善全身状态。老年人群可根据身体情况与个人喜爱选择瑜伽、太极、跳舞等有氧运动去缓解自身的疼痛，但在锻炼时要做到量力而行，不能操之过急。

● 按摩：按摩是老年人较常选用的缓解疼痛的方式。按摩除了能缓解局部疼痛外，还能有效放松肌肉，减轻神经压迫，缓解肌肉痉挛以及收缩问题。腰痛、关节炎、紧张性头痛、纤维肌痛、颈痛和手术相关不适都能通过按摩缓解。另外，通过按摩也能有效缓解压力以及紧张情绪，改善人们的睡眠质量，减轻关节和肌肉疼痛。但需注意的是，老年人多有骨质疏松，故按摩最好由专业的人员进行操作，无专业知识容易造成骨折等严重后果。

● 物理治疗：物理治疗对缓解老年人慢性疼痛的短期疗效较好，主要包括冷敷、热敷、水疗、针灸治疗、神经电刺激疗法等。冷敷可在疼痛急性发作期消肿镇痛。热敷在疼痛慢性发作时可以改善局部的血液循环，减轻疼痛。水疗是利用重力作用让水柱拍打和冲击患处以缓解疼痛。针灸治疗对慢性背部疼痛、偏头痛、紧张性头痛、纤维肌痛、关节炎、坐骨神经痛、类风湿关节炎有很好的效果。而神经电刺激疗法可阻断疼痛感觉神经在脊髓上的传导路径，以减轻对疼痛的感受。

● 心理治疗：老年人慢性疼痛的治疗不仅需要采取药物治疗措施以减轻疼痛、恢复机体的功能，而且还需要注意对老年人焦虑、抑郁、愤怒等不良情绪或症状的心理治疗。首先，家属应该要重视、关心老年人的疼痛，多与老年人沟通交流，家属的一言一行直接影响着患者的心理状态，家属积极的态度和稳定的情绪会给治疗带来事半功倍的效果。其次，可由医护人员指导老年人使用行为认知疗法的技巧来面对疼痛，包括分散注意力（交谈、听音乐、游戏等）、放松疗法、呼吸控制（如深呼吸、腹式呼吸、打哈欠等）。最后，鼓励患有慢性疼痛的老年人多与同伴交流，这也有助于改善老年人消极的心理情绪。

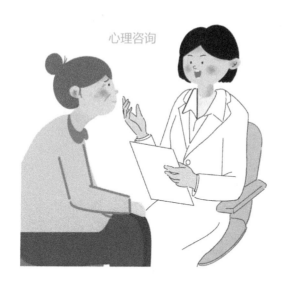

心理咨询

2.睡不着的觉——失眠

▶ 老年人失眠很常见

　　我们有三分之一的时间是在睡眠中度过的，睡眠对每个人来说非常重要。睡眠是一种周期性的生理现象，它可使人体得到充分休息，补充人体能量，增强自身抵抗力。但睡眠时间会随年龄的变化而变化，随着年龄的增长，人们的平均睡眠时间会越来越短，睡眠需求也越来越少。同时，睡眠时间还受基因影响，不同个体之间存在差异。但总体而言，老年人的失眠现象很常见。

　　从医学角度看，我们通常所说的失眠并不完全等同于"失眠症"，失眠只是短时间的"睡不好觉"，当心中有事或者有身体病痛时都可能导致失眠，如果这是一种暂时表现，则算不上是一种疾病。而"失眠症"持续时间比较长，在医学上被列为一种疾病，其诊断标准有如下几项：每周至少失眠3次，且第二天醒来后对睡眠的质和量不满意，并且身体表现得很不舒服，工

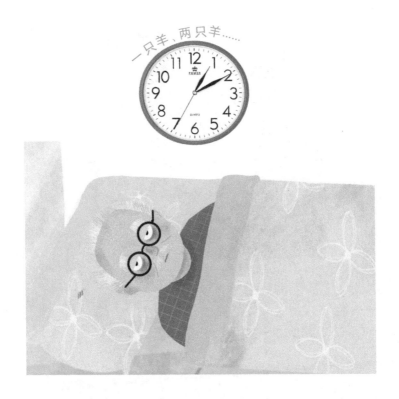

作、学习、生活都受到一定的影响，这样的状态持续达一个月，属于急性失眠症；超过三个月，则称之为慢性失眠症。《中国睡眠研究报告(2022)》显示，2021 年我国居民的总体睡眠状况一般，中国民众睡眠指数为 64.78 分（百分制），略高于及格水平。目前存在睡眠障碍的群体非常普遍，其中老年人中存在睡眠问题的比例更高达 50%，可见被失眠困扰的老年人较多。但是有失眠的表现时还需要进行进一步的检查，才能确定到底是不是失眠症。

许多老年人身体状况不好，生活缺少乐趣，这些对他们的睡眠都有一定影响，导致老年人入睡困难(通常超过 30 分钟)，夜里睡觉不踏实，对外界噪声、光线十分敏感，夜间醒来的次数及时间会增加，容易早醒，睡眠质量持续下降。长期睡眠不良可能导致老年人认知功能受损、记忆力下降、容易跌倒，可能引发抑郁、焦虑等精神神经疾病，这对老年人的日常生活质量和身心健康都会造成严重影响，需要引起重视。

▶ 老年人睡眠模式变化

早在 18 世纪，法国天文学家德梅朗就提出自然界内部存在生物钟。后来经过科学家们的探索，最终找到了位于人类大脑视交叉上核的"生物钟"，确认了人类有自己内源性的昼夜节律，而且会受到外界光照、温度、运动、进食时间等因素的影响。其中光照是最大的因素之一，白天当光线进入眼睛时，它通过视网膜投射到大脑内的下丘脑，而下丘脑将信息传给一个叫"松果体"的地方，通知它们停止分泌促进睡眠的物质——褪黑素（一般早上 7 时左右），促进人体清醒；晚上视网膜无法接收到光线的刺激，松果体开始分泌褪黑素（一般晚上 9 时左右），促进我们睡眠。褪黑素在人体生物钟形成中扮演着重要角色，正是这一昼夜节律督促人们养成规律的作息。

当步入老年后，生物钟的"睡眠阶段"会提前，这一变化使老年人一般在晚上七八点就有困倦的感觉，如果此时就开始睡觉，很容易在凌晨醒来，很多老年人在半夜醒来后无法再次入睡。有些老年人会坚持到深夜才上床，但他们还是会由于睡眠能力的减弱，在清晨四五点钟就醒来。所以，很多老年人的睡眠问题，并不是因为他们身体出了什么毛病，而是老年期生物钟的变化造成的。

▶ 失眠可能与哪些因素有关

失眠与哪些因素有关呢？专家们的研究结果显示，主要有下面七大因素：

• 生理因素：大脑的"松果体"与"生物钟"密切相关。随着年龄的增长，松果体功能会逐渐减退，对外界光线刺激的反应能力下降，褪黑素分泌减少，睡眠觉醒周期的调节能力下降，所以老年人更容易出现睡眠节律紊乱。

• 心理因素：与年轻人相比，老年人更容易感到寂寞和孤独，从人生的舞台中央退居其后，难免容易产生失落感、无用感等负性情绪。若加之丧偶、家庭关系不和谐等负性生活事件，则更易使老年人感到心情不好，不利于睡眠。

- 环境因素：居住环境嘈杂、室温不合适、光线太亮、床品不舒适等都可能导致睡眠质量下降。

- 个性特征：容易焦虑、性格急躁、追求完美、具有强迫症的人群相对容易失眠。

- 生活行为因素：若老年人白天缺乏活动与运动，或午睡时间过长，或抽烟、喝酒、喝大量含咖啡因的饮料或浓茶，或睡前过度运动、睡前玩手机、睡前看电视等一些不太健康、不规律的生活行为习惯，均可能影响睡眠质量。

- 精神疾病因素：患有焦虑症、抑郁症或躯体化障碍的人群多伴有失眠症状，同时长期失眠的患者也容易抑郁或焦虑，两者相互影响，构成一个恶性循环。

- 躯体疾病因素：老年人难免被某些躯体疾病缠绕，如腰椎间盘突出症、心力衰竭、脑卒中、帕金森病等，多因疾病不适感导致睡眠障碍。

▶ 您是真的失眠吗？

怎样才算真正的失眠呢？可结合下述失眠的六大表现，根据自己近期的睡眠情况进行简单的自我评估，进而科学地选择处理方式。

- 入睡困难：即使处于舒适的睡眠环境下，也不能快速入睡，明明很困，但在床上翻来覆去半个小时甚至几个小时还是睡不着。

- 睡眠浅：睡得不踏实，虽然睡着了，但总感觉似睡非睡，迷迷糊糊，大脑并没有完全放松下来，老是做噩梦，每天晚上醒来的次数超过2次。

- 容易早醒：打个比方，平常都是早上7点起床，最近总是提前1~2小时醒来或凌晨较早醒来，怎么也无法重新入睡。

- 醒来后感觉疲倦或全身不适：白天醒来总是感觉没睡够，困倦乏力，烦躁易怒，注意力不集中或记忆力下降，影响了正常的社交、家务或学习。

- 总睡眠时间短：评估总的睡眠时间，正常成人少于6小时，老年人少于 4.5 小时。

- 睡眠问题出现频率高：评估上述症状，每周至少出现 3 晚，且持续时间至少 1 个月或者长达 3 个月。

需要注意的是，只有符合上述六大表现，才可考虑失眠，需要去看医生。如果晚上睡得晚或夜里醒来几次，但白天仍然精力充沛，没有感觉不舒服，这其实算不上失眠，不用过分担忧。

▶ 学会预防和打败失眠

老年人失眠治疗的总体目标：①增加有效的睡眠时间和改善睡眠质量；②改善睡眠相关性日间损害；③减少或防止短期失眠症向慢性失眠症转化；④减少与失眠相关的躯体疾病或精神障碍的共病风险；⑤老年人使用治疗失眠的药物应考虑环境及躯体疾病因素，遵医嘱用药，从小剂量开始，并注意缓解焦虑、抑郁情绪。

在生活中，老年人可以这样做：

- 重视睡眠。老年人可养成良好的生活方式及睡眠习惯，尽量让睡眠环境安静、舒适、光线暗，形成属于自己的"生物钟"。对于失眠患者，可以相对固定每天的上床睡觉时间，比如晚上 10：30—11：00 上床，起床时间为早上 6：00—7：00，在白天尽量少睡觉，形成规律的作息时间。

- 老年人在白天可进行一些力所能及的活动，每天下午进行适当的锻炼，如慢走等，可以改善白天的精力，这样对睡眠的渴望就会增加，使晚上更好入眠。

- 老年人要注意在睡前不宜做运动，否则会导致大脑兴奋、体温上升，反而不利于睡眠；睡觉前最好不要看电视、玩手机，避免光线刺激；避免空腹上床，也不要吃得过饱；睡前避免饮用咖啡、浓茶及酒；睡前喝一杯热牛奶，用热水泡脚或洗个热水澡，都有助于睡眠；可采取一些促进睡眠方法，睡不着的时候可以深呼吸放松，对自己进行心理暗示或者听轻音乐等。

- 从心理上轻视失眠。不要过于担心失眠，要持乐观态度，认识到失眠是可以调节和治疗的。老年人对睡眠的需要比年轻时要少一些，况且，偶尔一两次失眠并不会对身体造成太大的影响。如果自我调节效果不好，则需要去医院寻求专业医生帮助。

▶ 非药物治疗策略

认知行为治疗：首先帮助老年人正确认识失眠，消除对失眠的焦虑情绪。纠正老年人的错误认知和导致失眠的不恰当行为，如睡前饮水多、饮用有刺激性和兴奋性的饮料、进行剧烈活动等。

● 锻炼：经常失眠、多梦的老年人可以适当做晨间运动，如老年人舞蹈、太极或慢跑等。在睡前也可以进行简单的脚趾运动，使身心得以平静，为快速进入睡眠状态打下基础。具体步骤是：伸直脚趾 5 秒，再弯曲 5 秒，每只脚做 5 次。

● 中医针灸：针灸有行气活血、温经通络的功效，适合慢性虚弱性疾病及湿邪患者，对心脾两虚及瘀血内阻型的失眠患者有效，但是不适合肝火亢盛的患者。针灸虽好，但是不可自行完成，需要由有经验的针灸医生选穴治疗。

▶ 助眠药到底要不要吃？

大量临床实践已表明，在非药物治疗的基础上，科学合理地使用助眠药物具有一定的积极作用。人们常说的"助眠药"在医学上通常包括两大类，一类为苯二氮䓬类药物，另一类为非苯二氮䓬类药物。

苯二氮䓬类药物对焦虑性失眠患者的疗效较好，主要有地西泮、艾司唑仑、阿普唑仑等，该类药总体上具有镇静催眠作用，可缩短入睡时间，减少觉醒时间和次数，增加总睡眠时间，但也常有一些不良反应，如头晕、口干、食欲缺乏、便秘、遗忘、日间困倦感等，长期服用可能产生依赖或成瘾。此外，还应注意药物的肌肉松弛作用和直立性低血压等不良反应，第二天起床时一定要防止跌倒和走路不稳。老年人使用这类药物时，建议从最低有效剂量开始，短期应用或采用间歇疗法，不主张大剂量给药。

非苯二氮䓬类药物属于第三代镇静催眠药，临床常用的有扎来普隆、唑吡坦、佐匹克隆和右佐匹克隆。其中，唑吡坦、佐匹克隆和右佐匹克隆属于快速起效的催眠药物，能够诱导睡眠始发，用来治疗入睡困难和睡眠维持障碍；扎来普隆的半衰期较短，仅适用于治疗入睡困难。非苯二氮䓬类药物作用单一，代谢快，比苯二氮䓬类药物更安全，次日很少产生残留的困倦症状。

其他类型助眠药有褪黑素受体激动药，如雷美替胺能缩短睡眠潜伏期，提高睡眠效率，增加总睡眠时间，对于合并睡眠呼吸障碍的失眠患者也安全有效。老年失眠患者可选用此类药物缓解入睡困难，改善睡眠质量。其他助眠药还有部分抗组胺药、抗抑郁药、抗癫痫药和抗精神病药。对精神障碍、抑郁症等疾病引起的失眠，单纯使用镇静催眠药可能疗效不佳，使用上述药物能够取得较好疗效，具体使用要在医生或药师指导下进行。

由于助眠药具有成瘾性和一些不良反应，加上老年人身体各项机能不如从前，对药物的吸收及代谢能力下降，对作用于中枢神经系统的助眠药特别敏感，同样的用法、用量，老年人比年轻人更容易出现精神紊乱状况，如出现意识障碍、遗忘、日间困倦感等症状，长期服用还易产生抑郁情绪。因此，老年人使用助眠药一定要在医生的指导下规范使用，注意用药剂量，长期使用者建议定期复查血常规及肝肾功能。

3. 难言之隐——尿失禁

▶ 认识尿失禁

尿失禁，顾名思义是指尿液不受意识控制而自行流出。它不是一种疾病而是一种症状，可发生在任何年龄段，老年人更为常见。该病在老年群体中的发病率很高——约30%的老年女性和15%的老年男性受到该疾病的困扰，但一方面，因为该病较为隐私，很多人觉得羞于启齿，另一方面，很多人误以为人老了都会出现这个情况，不知道这个可以治疗，而且很多老年人觉得不痛不痒，不一定会选择去就诊。然而尿失禁不仅导致会阴皮肤损害和尿路感染，同时还造成尴尬和消极的自我印象，严重时会影响老年人的日常生活和社会功能的实现，降低老年人的生活质量。

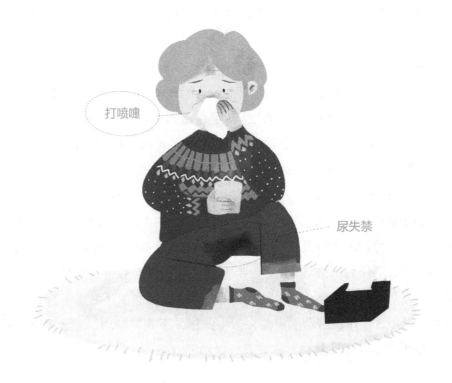

打喷嚏

尿失禁

▶ 区分尿失禁类型很重要

常见的尿失禁有急迫性、压力性、充溢性、功能性以及混合性尿失禁，老年人尿失禁常为多因素所致，常表现为混合性尿失禁。

• 急迫性尿失禁：当有强烈的尿意时尿液不能由意志控制而经尿道流出，临床特点为尿急、尿频、夜尿，不能自主控制排尿，控尿时间极短。

• 压力性尿失禁：是指腹内压力突然增高时，尿液会不经意流出，如打喷嚏、咳嗽、运动、提重物时。

• 充溢性尿失禁：又被称为假性尿失禁，是指膀胱功能完全失代偿，膀胱过度充盈后，尿液不断溢出，临床特点为尿频、尿淋漓不尽、尿残留。

● 功能性尿失禁：突发排尿欲望而不能及时如厕引起的自发性尿液漏出，多由情感障碍和中枢神经系统疾病所致。

● 混合性尿失禁：如患者出现不只是单一症状的尿失禁，称为混合性尿失禁。常表现为同时存在压力性尿失禁和急迫性尿失禁的症状，症状之间有相互影响、相互加重的倾向。

▶ **尿失禁的判断标准**

● 尿失禁的分级：

0 级：排尿完全节制；

1 级：每周尿失禁的次数≤1 次；

2 级：每周尿失禁的次数>2 次；

3 级：患者每天都出现尿失禁，但仍可节制排尿；

4 级：患者排尿完全失禁。

● 疗效标准：根据分级标准评定。

痊愈：即 0 级，患者排尿前有尿意，完全能够自主地控制排尿；

显效：即 1~2 级，患者偶尔有尿失禁的情况出现，排尿情况基本可以自主控制；

有效：即 3 级，患者排尿情况偶尔能自主控制，尿失禁的情况仍然较多；

无效：患者护理前后无改善。

▶ **尿失禁的治疗方法**

如果出现尿失禁的症状，千万不要放任不管，否则随着年龄增长，盆底肌肉群功能会越来越差，症状越来越严重，而且还可能伴随不同程度的盆腔脏器脱垂等盆底肌肉群功能障碍疾病。因此，应该及时就医。老年尿失禁的常见治疗方法包括生活方式干预(如养成定时排尿习惯)、药物治疗、电刺激、导尿或手术治疗等。

▶ **如何预防或减轻尿失禁**

为避免尿失禁带来的尴尬,可掌握以下几种预防或减轻尿失禁的办法。

● 方法一:防止尿道感染。养成大小便后由前往后擦的习惯,并做到及时清洗,避免尿道口感染。

● 方法二:积极治疗慢性疾病。肺气肿、哮喘、支气管炎、肥胖、腹腔内巨大肿瘤等疾病都可引起腹压增高而导致尿失禁,因此,老年人应积极配合医生接受正规治疗。

● 方法三:做盆底肌持续收缩锻炼。盆底肌持续收缩是指收缩肛门及会阴部的肌肉,类似于小便过程中忽然憋住的动作,目的是增强尿道周围肌肉的力量,提升控尿能力。盆底肌锻炼需要牢记 4 个"3"原则:持续收缩 3 秒,反复练习 30 分钟,每天至少练习 3 次,至少坚持 3 个月。需要强调的是,保质保量完成锻炼、持之以恒至少 3 个月是盆底肌锻炼起效的重要条件。当然亦不能矫枉过正,过度练习可能会导致便秘的风险,功能训练应在专业人员的指导下进行。

● 方法四:保持良好的生活习惯。减肥,戒烟酒,远离咖啡,巧饮水,排便通畅益处多。研究发现,肥胖是尿失禁的危险因素(尤其当身体质量指数 BMI>30 时);此外,长期便秘会使腹腔内压力增高,饮酒以及摄入过量的咖啡因(主要存在于咖啡、浓茶内)都可能造成尿路感染症状的恶化;吸烟会增加尿频、尿急的风险。因此,要想远离尿失禁的烦恼,老年人就需要保持理想的体重、戒烟、戒酒、远离咖啡浓茶、保持排便的通畅。

● 方法五:排尿训练。排尿训练是一种循序渐进、逐步锻炼膀胱功能的方法,主要包括定时排尿和延迟排尿两个方面。

①定时排尿,就是指无论有没有尿意,都要按照事先计划好的时间排尿。刚开始我们可以把排尿的间隔时间设得短一点(1 小时一次);尿失禁症状改善后,排尿间隔时间可每周增加 30 分钟、最终达到 2.5~4 小时是最理想的。

②延迟排尿则是指当出现尿意的时候,我们应尽量憋住不要立即排尿,

尽量延长排尿的间隔时间，可以通过放松、转移注意力、自我暗示等方法来控制或抑制这种尿急感。

▶ 正确照料尿失禁老年人

尿失禁十分困扰老年人，不但老年人的生活质量大受影响，情绪备受困扰，还会给家庭带来沉重压力。作为家属，我们应如何正确照料尿失禁老年人呢?

第一，观察排尿反应。充溢性尿失禁老年人膀胱充盈时可能出现腹胀、不安，照护者应仔细观察，争取在尿液溢出前帮助老年人排尿。每隔 2~3 小时提前协助排尿，适当挤压膀胱，有意识地控制排尿。

第二，给予情感支持。老年人多因长期尿失禁而自卑，照护者应给予充分理解，尊重老年人，注意保护其隐私，并给予关心、鼓励、耐心安慰。

第三，做好皮肤护理。尿液长期浸湿皮肤可使皮肤角质层变软而失去正常防御功能。而尿液中氨对皮肤的刺激，易引起皮疹，甚至发生压疮。故要保持皮肤清洁、干燥，及时清洗，勤换衣裤、尿垫、床单，皮肤可涂适量油膏进行保护。

第四，做好日常保健。多饮水促进排尿反射，每日摄入液体 2000~3000 mL，但入睡前限制饮水，以减少夜间尿量。训练膀胱功能，起初每隔 1~2 小时排尿，以手掌用轻柔地自膀胱上方持续向下压迫，使膀胱内尿液被动排出以后渐渐延长排尿时间，并锻炼盆底肌肉，促进排尿功能恢复。

第五，外引流法。对部分不能控制的尿失禁患者，可采用外引流法，防止漏尿。

第六，留置导尿管引流。尿失禁严重的或有特殊治疗需求的老年人，应去医院进行留置导尿，如需长时间留置导尿管，要在医护人员的指导下进行导尿管护理。

4. 排不出的痛——便秘

▶ 认识便秘

随着年龄增长，机体各功能代谢减缓，会出现排便次数明显减少和排便困难、排便时间明显延长的情况，而当粪便在肠道内停留太久，水分被吸收，大便会变干硬不易排出，每周排便少于 2 次，部分患者会有腹胀，排便时肛门疼痛，这种情况就称为便秘。流行病学研究显示，我国总体便秘患病率为 3%～11%，其中 60 岁以上老年人患病率为 15%～20%，而 80 岁以上人群患病率可达 20%～37.3%。老年人便秘不仅常见，且患病率随着年龄增长而增加。

那我们怎么去判断自己是不是便秘了？可以通过"四看"入手：一看排便的次数是否每周少于 2 次。二看是否排便困难，费时费力排不尽，每 4 次排便出现 1 次，且这种情况至少持续 2 周以上。三看大便软硬度。便秘时大便干燥、坚硬，有时候排出的大便像"羊屎"。四看大便形状。有位叫布里斯托的专家将大便的形状分为了 7 种形态，其中的第 1 型和第 2 型就是便秘；第 3 型、第 4 型正常；第 5～7 型可能为腹泻。

▶ 慢性便秘为什么偏爱老年人

老年人的身体状态和生活习惯等存在着诸多特殊的情况，导致便秘可能会经常发生。

• 一个重要的原因是胃肠功能下降，排便动力不足。老年人胃肠消化功能减退，食道蠕动和胃肠排空速率都减低，使大便通过肠道时间延长，增加了肠道对水分的吸收，使大便变干变硬；另外，老年人的直肠肌和腹肌已发生萎缩，肌张力低下，致使排便无力、粪块残留而发生便秘。

• 疾病和药物因素。老年人是各类肿瘤等疾病的高发人群，特别是肠

布里斯托大便分类法

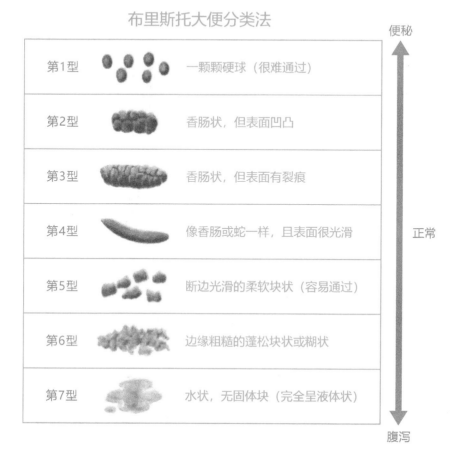

便秘

第1型	一颗颗硬球（很难通过）
第2型	香肠状，但表面凹凸
第3型	香肠状，但表面有裂痕
第4型	像香肠或蛇一样，且表面很光滑
第5型	断边光滑的柔软块状（容易通过）
第6型	边缘粗糙的蓬松块状或糊状
第7型	水状，无固体块（完全呈液体状）

正常

腹泻

道肿瘤，严重时还会造成肠梗阻。还有一些内分泌性疾病，如甲状腺功能减退，使机体代谢功能下降，进而造成便秘。此外，老年人长期服用某些药物，如镇静安眠药、降压药等，均可能影响肠蠕动，形成便秘。

● 饮食结构不合理。老年人消化能力减弱，进食过少、过精细，若食物中的膳食纤维和水分不足，对肠道不能形成一定量的刺激，会导致肠蠕动减慢，不能及时将食物残渣推向直肠，在肠内停留时间延长，水分被过多吸收而使粪便干燥。

● 活动量减少。运动可以加快肠蠕动，促进排便。许多老年人由于年老体弱，活动减少或本来就不爱运动，也易导致便秘。

● 精神心理因素。老年人常同时面临多病、丧偶或独居等问题，焦虑、抑郁等心理因素以及不良生活事件对老年人的生活质量造成了较大的负面影响。精神心理因素影响胃肠道的感觉、运动和分泌功能，通过对副交感神经的抑制，钝化排便反射，诱发或加重便秘。

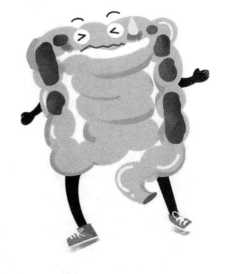

▶ 别让便秘缠上你

我们对便秘有了初步的了解后，下面就来了解如何预防。

● 要知道"吃什么"。

第一，增加膳食纤维的摄入量，如芹菜、丝瓜、菠菜、海带、西红柿、苹果、香蕉、梨等新鲜水果蔬菜和粗粮杂粮。膳食纤维是大便的主要成分来源，它在预防便秘上有举足轻重的作用。它可以刺激肠蠕动，同时还有和肠壁"争夺"水分的作用，使大便不那么干燥。

第二，吃些润肠通便的食物，如蜂蜜、芝麻、松子、核桃仁、银耳、百合等，适当吃些润肠通便的食物可让大便变软变滑，同时也让肠壁顺滑，就相当于是给肠壁抹了润滑油。

第三，补充益生菌。食用一些含有益生菌的乳制品或益生菌补充剂等，可以刺激肠道蠕动，有利于缓解便秘。

第四，适当吃些产气食品。如生的葱、洋葱、萝卜等，利用它们在肠道内的发酵作用，产生气体，以增加肠蠕动，促进排便。但要注意不可过多食用。

● 要知道"怎么吃"。

老年人在摄入膳食纤维上应把握"循序渐进，平衡膳食"的原则，而不是越多越好。有些老年人为了防止便秘，在饭菜中增加了许多富含膳食纤维的食物。但是膳食纤维摄入过多也会起到反作用，容易出现上腹不适、打嗝、腹胀、食欲降低等症状，甚至还可能影响下一餐的进食。此外，应少饮酒，少吃辛辣刺激性与辛温香燥性食品和调味品，如辣椒、胡椒、花椒、小茴香等，防止肛肠充血，诱发与加重便秘。

● 要知道"如何正确喝水"。

（1）喝水量要足。老年人每天需饮水 2000~3000 mL，最好在清晨空腹先饮一大杯水再适当活动，可湿润胃肠道，软化粪便。多饮水、常饮水可以在一定程度上缓解便秘，如果只增加膳食纤维而不增加水分摄入，会使便秘更加严重。但需注意部分心血管疾病，如心衰，增加液体摄入不利于该病治疗与控制。

（2）不要等到口渴才喝水。老年人需要的水分相对于年轻人要少，大脑对于口渴的反应也较为迟钝。建议老年人不要等到口渴再喝水，最好注意一下平时的生活作息，定时定量地补水。

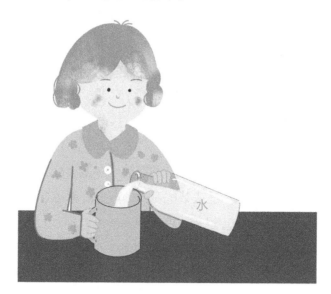

● 要知道"怎么动"。

久坐少动、喜静善卧，是老年人的不良习惯，也是老年人体力逐渐下降、引起排便困难的重要因素之一。坚持一定量户外活动和体育锻炼，如慢跑、散步、打太极拳等，不仅能增强体质，保持体力和精力，而且可以增加食欲和肠蠕动，使腹壁肌肉、膈肌、盆腔肌肉、肛提肌等排便肌群肌力增加，可以有效预防便秘的发生。此外，每天早晚及午睡后可以进行腹部按摩。具体操作方法是以两手相叠揉腹，以肚脐为中心，顺时针揉100次。可促进腹腔血液循环，助消化、通肠胃，从而促使大便顺畅排泄。但此法慎用于腹部术后2周内及肠梗阻、肠内肿瘤、急腹症、急性心力衰竭患者。

● 要改掉一些不良排便习惯。

老年朋友要改掉一些不良排便习惯，保持规律生活来预防便秘。

第一，养成每日定时排便的习惯。要确定一个适合自己的排便时间（最好是早晨），到时候不管有无便意或能不能排出，都要按时蹲厕所，只要长期坚持，就会形成定时排便的条件反射。

第二，要使用正确的排便姿势。蹲厕的姿势更有利于肌肉放松，结肠变直，排便更通畅。所以，老年人身体状况允许的时候，建议用蹲厕。如果条件不允许也可以坐马桶，但是要加一个小板凳，把双脚放在板凳上，上半身微微前倾可以使排便更通畅。卧床老年人在床上排便时，可采取侧卧位，能坐起来的老年人尽量采取坐位排便。

第三，排便时要集中注意力，不要三心二意。很多人喜欢带上报纸、杂志、图书或者手机进入卫生间，殊不知这样边看书、看报、看手机就分散了注意力，反而造成排便时间延长。

● 要保持心情放松。

在进入老年期后，特别是女性在绝经期前后一定要愉快、乐观，经常保持良好的心情，对一些身体不适或某些习惯的改变，不必过分紧张，因为人进入老年期是一个自然的生理过程，表现在胃肠道方面，如消化、吸收、代谢、排泄等和青壮年时代本就有着明显的差别。因此，在心理上要有一个适应过程，对排便次数要采取任其自然的态度，就是偶然出现未按时排便也不必介意。

● 不要自行乱吃药。

很多老年人由于对便秘认识不正确，经常依赖泻药帮助排便，滥用泻药会使肠道的敏感性减弱，形成对某些泻药的依赖性，造成顽固性便秘。因此应该要建立合理健康的饮食、运动和生活习惯，而不要迷信药物，药物不是万能的。

▶ 通便药物哪个好

目前有如下几种药物可用于治疗便秘：

- 渗透性泻药：常用药物有乳果糖、聚乙二醇，其安全有效性较高，在临床上使用最为广泛。这类药物适用于轻度和中度便秘患者。除少数患者因腹泻、胃肠胀气等不良反应需调整药物剂量外，一般可长期服用，特别适用于合并有慢性心功能不全和肾功能不全的老年便秘患者。

- 润滑性药物：包括甘油、液状石蜡等。这类药物是出口梗阻型便秘以及粪便干结、大便嵌塞者的首选，适用于年老体弱及伴有高血压、心功能不全等排便费力的患者。

- 刺激性泻药：包括比沙可啶、蓖麻油、蒽醌类药物（如大黄、番泻叶及麻仁丸等中成药）、酚酞等。这类泻药虽起效快、效果好，但长期应用会影响肠道水电解质平衡和维生素吸收，可引起不可逆的肠肌间神经丛损害，甚至导致大肠肌无力、药物依赖和大便失禁。目前不主张老年患者长期服用，仅建议短期或间断性服用。

- 促动力药：伊托必利和莫沙必利。这种药物可促进胃肠平滑肌的蠕动，促进小肠和大肠的运转。

- 微生态制剂：微生态制剂可改善肠道内微生态，促进肠蠕动，有助于缓解便秘症状，可作为老年人慢性便秘的辅助治疗。

但需要注意的是，上述药物的服用均需要遵照医嘱。经常便秘的老年人不宜长期使用药物导泻，以免形成依赖性，从而使肠蠕动的功能退化，加重便秘，而且长期使用药物导泻也可能引起胃肠功能紊乱，出现一系列的胃肠道疾病。

▶ 大便嵌塞怎么办

大便嵌塞是肛肠外科常见的一种急症，是指大量坚硬的粪块聚积在直肠内，已无法自行排出。患者会出现排便困难、肛周及小腹疼痛难忍、烦躁不安、冷汗淋漓，个别患者还会出现头晕甚至晕厥等症状。对于这种情况，必要时可有规律地使用开塞露帮助排便，如排便仍有困难，则需到医院寻求医护人员帮助。

5.难以忍受的痒——皮肤瘙痒

▶ 老年皮肤瘙痒原因复杂

老年皮肤瘙痒症是临床上常见的皮肤病之一，初起并无皮肤损害，而自觉皮肤瘙痒，夜间瘙痒尤甚，以躯干四肢最为明显，经反复搔抓，皮肤见抓痕、血痂、色素沉着、苔藓样化或湿疹样改变，严重者可继发皮肤感染。

老年皮肤瘙痒症发病机制复杂，目前尚不完全清楚，但大致与以下因素有关：

• 年龄因素。随着年龄增加，老年人的皮肤萎缩变薄、皮脂腺分泌减少，皮肤保湿、屏障功能退化，在干燥、寒冷、静电等刺激下容易诱发皮肤瘙痒。

• 环境因素。冬天寒冷干燥，皮肤血管易收缩，导致老年人原本不多的皮脂和汗液分泌更加减少，皮肤的干燥加重，导致皮肤瘙痒。

• 饮食因素。饮酒，抽烟，喝浓茶、咖啡，进食虾蟹、辛辣食物等都可刺激皮肤，使其敏感性增加，诱发皮肤瘙痒。

• 日常生活习惯因素。部分老年人在天冷的时候喜欢用很烫的热水洗澡，喜欢长时间泡澡，喜欢用肥皂或药皂，更喜欢使劲儿搓澡，这些都会使本就干燥的皮肤失去皮脂的滋润，还会破坏角质层，导致皮肤保湿、屏障功能进一步受损。

• 感染因素。寄生虫感染常常可以引起局部瘙痒，主要以肛门周围、外阴部瘙痒为主，如女性外阴瘙痒与白带异常有关；肛门瘙痒常与蛲虫病、痔疮、肛瘘及前列腺炎有关；阴囊瘙痒多与局部出汗和受到摩擦有关。

• 疾病因素及药物因素。如糖尿病、胆汁淤积、肾功能不全、过敏性因素、部分肿瘤等也可以导致皮肤瘙痒。此外，一些药物也会引起皮肤瘙痒，其中心血管用药(如钙离子拮抗药、右旋糖酐)、抗生素(如喹诺酮类)是引起慢性瘙痒最常见的药物。这类药物在使用时要严格遵循医嘱，若服用后出现皮肤瘙痒应立即停药，并遵医嘱使用替代药物。

- 神经—精神因素。长期的精神焦虑、脾气暴躁、睡眠不佳等，都可以引起皮肤瘙痒，并且随着情绪好坏加重或减轻。

▶ 九个妙招让你远离皮肤瘙痒

知道了皮肤瘙痒的常见原因，那有什么方法预防或减少它的发生呢? 下面就给您支几招:

- 第一招，皮肤保湿。皮肤衰老也是人体老化的一种表现，皮脂腺、汗腺萎缩，皮肤变薄、变干燥是皮肤老化的常见表现，如果不加强日常护理，皮肤就会变得非常干燥，因此建议老年人洗浴后立即使用保湿乳。如有反复瘙痒，可每日数次使用。临床上很多老年患者对皮肤保湿止痒的效果都非常认同。推荐使用含尿素、甘油、维生素 E、硅油等的软膏进行补水保湿。近年来出现了许多用于修护皮肤屏障的身体乳，其中添加了神经酰胺类、脂肪酸类等成分，具有修护、保湿双重功效，越来越得到人们的认可。

- 第二招，科学洗澡。老年人需要保持皮肤清洁，但应注意避免过度清洗搓澡，次数不要频繁，每周 1~2 次即可;洗澡时间应尽量缩短，一般不要超过 15 分钟;避免以热水烫来达到皮肤止痒目的;避免使用碱性肥皂清洁皮肤，选择偏中性或弱酸性的沐浴产品。

- 第三招，选择纯棉衣物。衣物及床上用品最好使用纯棉制品，减少或避免使用毛织、化纤制品，以避免产生静电，诱发皮肤瘙痒。新买的衣服水洗后再穿，防止衣物中甲醛刺激皮肤。减少或避免使用电热毯，减少或避免皮肤与羊毛和合成纤维服装直接接触，穿宽松棉质衣物。

- 第四招，保持周围环境温暖、湿润。秋冬季节注意保持周围环境温暖、湿润，必要时使用加湿器(湿度保持在 50%~60% 为宜)。避免过度使用电热毯和暖气。

● 第五招，合理饮食。老年人要注意饮食均衡，多摄入富含维生素的食物，避免辛辣刺激、容易导致过敏的食物，并且还要保证有一定的摄水量。

● 第六招，生活规律。生活不规律、睡眠不佳、休息不好会加重皮肤瘙痒，因此老年人必须要注意生活规律，勿过度疲劳。

● 第七招，心情愉悦。心情长期处于抑郁、不愉快的状态会加重皮肤瘙痒情况。老年人应注意保持心情愉悦、乐观，避免情绪紧张、焦虑、激动。平时可以通过养养鱼、养养花等活动分散对瘙痒的注意力。

● 第八招，适当锻炼。适当的体育锻炼，可以促进皮肤的新陈代谢，提高皮肤对营养的吸收能力，锻炼还可以促进汗液的分泌，减轻皮肤干燥，缓解症状。平时可选择散步、打羽毛球、打太极拳、练气功等活动。

● 第九招，积极治疗原发疾病。积极治疗原发病如糖尿病、肝胆疾病、慢性肾功能不全、甲状腺功能亢进症或甲状腺功能减退症、寄生虫病、霍奇金淋巴瘤、白血病、内脏恶性肿瘤、多发性骨髓瘤等，以去除引起皮肤瘙痒的病因。

▶ 对付瘙痒，千万别这样做

皮肤瘙痒在很多老年人中很常见，有的老年人会采取一些不恰当的应对措施，在这里要提醒各位老年人，对付瘙痒，千万别这样做。

● 第一，自己随意使用止痒药物。止痒药物不能乱用，很多止痒的药物都含有一定量的酒精及收敛、干燥皮肤的成分，对于有皮肤瘙痒的老年人来说，可能会加重皮肤干燥，导致瘙痒更严重。还有一些常见的止痒药膏如曲咪新乳膏（皮康霜）、复方醋酸地塞米松乳膏（皮炎平）等，虽然可以一时止痒，但它们都属于激素类药膏，长期使用可能出现一些不良反应。因此，不要私自滥用药物，应该在医生的指导下使用。不适当的外用药刺激皮肤，可加剧瘙痒。用药前应仔细阅读药物说明书，了解用药注意事项，以避免发生不必要的不良反应。

● 第二，不洗澡或洗澡过勤。对于皮肤瘙痒的老年人来说，洗澡次数不宜过多，但绝对不是不洗，不洗澡身上容易滋生细菌，也容易引起瘙痒。

而洗澡过勤则会破坏皮肤的角质层，油脂是皮肤的天然屏障，失去油脂保护的皮肤容易干燥，进而导致皮肤瘙痒。

● 第三，盲目忌口。很多老年人认为皮肤瘙痒要忌食所有蛋奶、鱼虾、牛羊肉等所谓易过敏的食物，其实引起皮肤瘙痒的原因很多，有些与饮食有关，有些无关，这个因人而异。

● 第四，用热水烫止痒。许多有皮肤瘙痒的老年人喜欢用热水洗澡，认为这是止痒最快最有效的办法。其实热水会破坏皮肤的油脂膜，皮肤就会更干、更痒，皮肤原有的炎症也会加重。所以提醒老年人，热水洗澡虽然暂时止痒，但实际上会使皮肤损伤更严重。

● 第五，用力搔抓止痒。老年人出现皮肤瘙痒，便不自觉地用力搔抓皮肤来抑制难以忍受的瘙痒，然而不断搔抓可使皮肤变厚甚至破溃、化脓，往往皮肤瘙痒没有减轻反而变得更严重。越抓越痒，越痒越抓，形成恶性循环。

● 第六，过度紧张焦虑。老年人出现皮肤瘙痒，易产生焦虑、烦躁等不良情绪，但焦虑、恐惧、悲观、抑郁等不良心理状况都可能加重皮肤瘙痒。因此，在治疗皮肤瘙痒时应关注老年人的心理状态并及时疏导，有助于缓解瘙痒。

▶ 老年皮肤瘙痒外用药物有哪些

对于健康的老年人而言，外用润肤剂通常是首选治疗方案，因为它们能有助于防止皮肤失水，并且改善皮肤屏障功能。在日常生活中应使用低pH的保湿剂和清洁剂，避免使用碱性肥皂，以减少皮肤表面瘙痒性丝氨酸蛋白酶的分泌。如果皮肤较为干燥，每天应涂抹 1~3 次保湿霜，并在沐浴之后且皮肤仍湿润时立即使用。还有各种清凉剂如薄荷醇和水性面霜也可以用于缓解老年性的皮肤瘙痒。外用药物，包括具有止痒作用的炉甘石，抑制皮肤炎症反应的钙调神经磷酸酶抑制药也可以使用。虽然局部皮质类固醇可以控制炎症诱发的瘙痒，但由于存在局部不良反应，应避免长期使用，尤其是老年患者更容易出现皮肤变薄的不良反应，在使用时应密切监测。

此外，有关具体部位皮肤瘙痒的处理方案如下。①面部：可用 4~6 层浸满 3% 硼酸溶液的纱布，在面部进行湿敷，持续时间约为 1 小时，然后薄薄地涂上一层艾洛松软膏。另外，在治疗期间必须停用所有护肤品。②颈部、背部、四肢：可选用皮炎平软膏等药物。③胸部、腹部、臀部：可选用炉甘石洗剂、氧化锌洗剂。

▶ 什么情况下需要就医

对于持续性、复发性和顽固性的皮肤瘙痒症，要考虑到其他疾病引起的可能性，应该及时就医，寻找瘙痒的根源，进行病因治疗。如未发现其他内科疾病，也应根据个体情况调整用药。

6.丢失的记忆——老年痴呆

▶ 老年痴呆为什么这么可怕

老年痴呆是一种常见的年龄相关性退行性老年疾病。随着我国人口老龄化不断加剧，老年痴呆患者越来越多。目前我国老年痴呆患者人数约为950 万，据预测，到 2040 年我国 60 岁以上老年痴呆患者人数将超过3000 万。老年痴呆不仅会对老年人的生活质量产生影响，还会给其家属带来精神上的压力。

那么，到底什么是老年痴呆呢？医学上对其的定义为：一种以获得性认知功能损害为核心，并导致患者日常生活、学习、工作能力和社交能力明显减退的综合征。简单来说，随着年龄的增长，有时候我们回忆不起一些事情，别人稍加提醒就能想起，这是一个正常的老化过程。然而，有些人的大脑就像生了锈的齿轮，负责记忆的区域无法正常工作，每天的生活情景无法刻录进他们的大脑。所以，无论别人怎么提醒，他都无法回想起来，这就是老年痴呆。

老年痴呆一旦发生便不可逆转，目前尚无有效的药物可以治愈。从发病到死亡一般经历早、中、晚三个阶段。早期为遗忘期，最主要表现是近期记忆力下降，比如记不住别人刚刚跟他说过的话，还可能伴有性格的改变和兴趣减退。日常生活虽受影响，但基本能够自理。患者记得家在哪里，能记清家人，但是记不清日期，还可能出现暴躁、自私、多疑等人格方面的改变。进入中期以后，患者的认知能力下降，已严重影响日常生活和自理能力，可出现穿衣困难或错误；近期记忆力明显下降，能记得很久以前非常熟悉的事情，但新发生的事情则很快忘记；不记得时间，常忘记住址，容易迷路，单独外出走失风险大。进入晚期，老年人自理能力完全丧失，穿衣、吃饭、大小便均需要帮助，常常卧床不起，有的还有幻听或幻觉，给自己和周围的人带来无尽的痛苦和烦恼，常并发全身多个系统的症状如肺炎、尿路感染、压疮、全身衰竭症状等，最终因并发症而死亡。

▶ 如何区分老年痴呆与健忘

事实上，老年人记忆力下降在日常生活中是常见的。虽然"老糊涂"不一定就是老年痴呆，但在"老糊涂"中，确实有一部分已经是老年痴呆或轻度认知功能障碍(介于老年痴呆和生理性健忘之间的过渡状态)，可能会进一步发展为老年痴呆。因此，当老年人出现"老糊涂"表现时，应该先去找神经内科、老年医学科或心理医学的记忆力障碍专病门诊就诊，请医生检查和评估，来区别是老年性健忘还是真正的老年痴呆，必要时再采取针对性的治疗措施。正常老化引起的健忘和老年痴呆的记忆力减退可以从以下几个方面进行区别：

(1)正常老年人的健忘，是一时想不起来，可以通过提示或暗示回想起来。老年痴呆患者的记忆力丧失，是因为新的信息没有贮存入大脑的"信息库"，所以无论别人怎么提醒也记不起事情的经过，经常表现为到处找东西、重复问问题。

(2)正常老年人有自知力，很少会出现语言、空间感等问题，而老年痴呆患者则对周围环境丧失了判别能力，经常混淆季节和日期，在熟悉的环境中也会迷路，语言表达可能存在困难。

（3）老年痴呆患者会逐渐丧失学习和生活自理能力，即使简单的家务如买菜、热饭也无法胜任，正常老化不会影响日常生活。

▶ 老年痴呆不仅与遗传有关

老年痴呆起病隐匿，其病因目前还不是十分清楚，科学家们进行了一些研究，也发现了一些端倪，比如研究显示老年痴呆的危险因素主要包括遗传因素、生物因素、血管因素等。从预防角度而言，我们可将老年痴呆的危险因素分为可控因素和不可控因素。

不可控因素，也就是那些不能改变的因素，主要包括遗传因素、年龄和性别。

（1）遗传因素。虽然老年痴呆的具体遗传机制还不明确，但遗传因素至少算个"嫌疑犯"。科学研究发现，并非所有的老年痴呆患者都有家族史，然而如果患者的一级亲属（包括父母、子女、兄弟姐妹）中有人罹患老年痴呆，其最终发展为老年痴呆的风险会增加 10%～30%。因此，有老年痴呆遗传家族史的老年人更加需要警惕。

（2）年龄因素。调查发现 65～85 岁的老年人平均每增加 5 岁，老年痴呆的患病率增加 1 倍。85 岁以上老年人中近三分之一患有痴呆。

（3）性别。男性老年痴呆的发病率比女性低 19%～29%，这可能与女性绝经后雌激素水平降低有关。相关调查显示在血管性痴呆中男性的发病率大约是女性的 1.5 倍，其原因尚不清楚。

除以上不可控因素外，老年痴呆还与多种慢性疾病和不良生活习惯有关。

（1）心脑血管疾病。为什么有的人中风（脑卒中）后就痴呆了？多个研究也证实了脑血管病与老年痴呆关系密切。患有心血管疾病的老年人，多伴有血管性高危因素，如高血压、高脂血症等，后者似乎是脑血管病和老年痴呆的"红娘"。

（2）血压异常。中年期（50 岁左右）高血压与老年痴呆发病相关，然而随着年龄的增长，高血压对老年痴呆发病风险的作用越来越弱，甚至发生反转，而老年期低血压成为老年痴呆发病的高危因素，且会加重其症状。

（3）糖尿病。流行病学研究显示 2 型糖尿病会导致老年痴呆的发病风险增加（增加将近 1 倍），这种相关性多来自中年期血糖水平，老年期血糖水平与老年痴呆发病风险的相关性仍不明确。

（4）肥胖。体重与老年痴呆发病风险之间的关系在不同的年龄段有所不同。研究显示，中年期（50 岁左右）的肥胖（主要是指腹型肥胖）会导致老年痴呆的发病风险增加 59%，而晚年期体重与发病是否相关无一致结果。因此，别等到老了才控制体重。

（5）吸烟与酗酒。因为吸烟不仅缩短寿命，还增加了痴呆的发病风险，大量饮酒也可致酒精性痴呆，所以最好少碰烟酒，健康长久。

（6）高饱和脂肪酸饮食。已经证实，饱和脂肪酸（多见于牛、羊、猪等动物的脂肪中）的过多摄入会增加痴呆的发病风险。而"地中海饮食"，即主要摄入鱼类、水果蔬菜、富含多不饱和脂肪酸的橄榄油，较少食用猪肉等红肉，则被多个研究证实能够降低痴呆的发病风险，并且这种保护作用不受体力活动和伴随的脑血管病等因素的影响。

（7）活动不足与社交隔离。不管是什么程度的体力劳动，均对痴呆的预防有积极作用。而各种脑力活动，如打牌、阅读、学习新知识等也可减少老年痴呆的发病风险。社交活动、针织、园艺、演奏乐器等日常活动，或与人打交道的复杂性工作也可降低老年痴呆的发病风险。所以，人老了，不要宅，不要懒。

（8）脑外伤。特别是伴有意识丧失超过 30 分钟的严重脑外伤，会增加老年痴呆的发病风险，这可能与伤后患者脑内和脑脊液内的相关蛋白水平增高有关。

▶ 老年痴呆早期的十大征兆

老年痴呆起病通常比较隐匿，不容易发现，识别老年痴呆的早期征兆非常重要。当老年人出现以下症状时需要引起警惕：

第一，记忆力衰退，影响日常起居活动。比如炒菜放两次盐，做完饭忘记关煤气等。

第二，处理熟悉的事情出现困难。比如穿衣服的顺序错乱、做饭菜的步骤忘记等，难以胜任日常事务。

第三，语言表达出现困难。比如忘记简单的词语，说的话或写的句子让人无法理解。

第四，对时间、地点及人物日渐感到混淆。比如不记得今天是几号、星期几、自己在哪个省份。

第五，判断力日渐减退。比如烈日下穿着棉袄，寒冬时却穿薄衣。

第六，理解力或合理安排事务的能力下降。比如跟不上他人交谈的思路，或无法合理安排自己的生活。

第七，常把东西乱放在不适当的地方。比如将吹风机放进洗衣机。

第八，情绪表现不稳及行为较之前显得异常。比如情绪快速涨落，变得喜怒无常。

第九，性格变得古怪。比如经常把钱藏在不同的地方，自己找不到就怀疑家里人偷了，可变得多疑、淡漠、焦虑或粗暴等。

第十，失去做事的主动性。比如终日消磨时间，对以前的爱好没兴趣了。

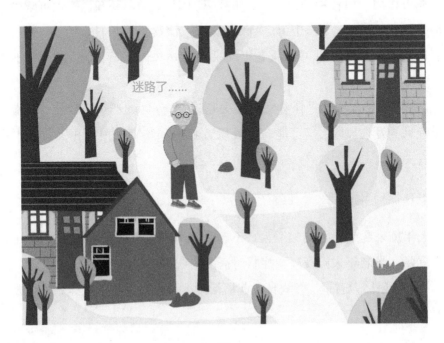

▶ **认知功能自我筛查**

既然老年痴呆这么可怕，如今又没有针对它的特效药，有没有什么办法能缓解痴呆的症状呢？答案是肯定的！老年痴呆早期患者的生活基本还可以自理，如果能在此时及时给予治疗和干预，能大大延缓病情的进展，降低照护者的负担。但前提是要早期识别。医生推荐，50岁以上中老年人每年进行一次记忆体检有助于早期发现大脑的异常衰老。下面的这个认知功能小测试可以帮助老年人进行自我筛查。

第一步：测试者读出三个词语（如国旗、皮球、树木），并嘱咐老年人尽量记住，告诉老年人测试结束时还要请老年人回忆。

第二步：请老年人画一个钟表，按顺序写出所有的数字，并将时针指向8点20分。评分标准是能按顺序标出时钟数字并且指针正确显示在8点20分，以上两点都满足得2分，否则不得分。

第三步：画钟测试后请老年人回忆测试者之前读过的词语，答对一个计1分。

总分≤3分提示认知功能有下降，建议到医院进行进一步检查。

▶ **预防老年痴呆有妙招**

老年痴呆的发生是一个漫长的过程，一旦发病不可逆转，现有药物只能缓解部分症状。因此，掌握早期预防的方法非常重要！预防老年痴呆的3个小妙招是勤动脑、勤动手、勤动口。

● 勤动脑。可以进行记忆训练，通过看老照片，回忆往事，讲述故事等方式，帮助维持远期记忆，巩固逻辑推理能力。在看照片时可以回想，是在何时何地跟谁拍的？这是几年前发生的事？那天我们去做了什么事等等。最后还可以收集、整理老照片，把这些美好的回忆记录下来，编写成日记，强化记忆和思维能力。

● 勤动手。手指操是公认的预防老年痴呆的有效方法。手指运动可以刺激神经、活跃脑细胞，一共五个动作：①两手张开，先同时弯曲两手大拇指；再同时弯曲食指，直到两手握拳；然后从小指开始，依次松开手指，直到两手完全张开。以上为一遍，可反复练习。②两手张开，大拇指指尖与食指指尖相捏；松开食指，大拇指指尖与中指指尖相捏；松开中指，大拇指指尖依次与无名指、小指指尖相捏。以上为一遍，可反复做。③两手用力张开，然后握拳，左手大拇指握在里面，右手大拇指握在外面；左右手大拇指交换位置，反复练习。④双臂平举于胸前，双手握拳，以腕关节为轴，做环绕运动，3~5圈后向反方向转动，持续练习30秒。反复几次。练完之后，我们会感觉手腕有点酸，再进行放松训练，甩甩手腕。⑤合掌，手指交叉，交替弯曲和伸直手指，这样反复练习20~30遍。

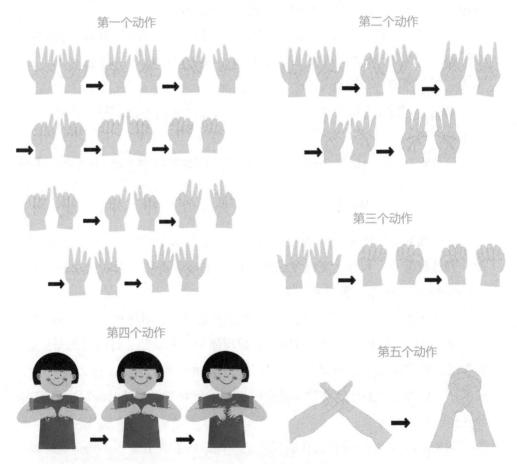

第一个动作

第二个动作

第三个动作

第四个动作

第五个动作

以上动作可以总结为"一数二捏三握拳，转腕合掌重复练"。

● 勤动口。积极参加日常社交活动、多与人交流有助于让大脑保持活跃，例如参加读书会、讲座、公园晨练、广场舞、老年大学等集体活动，有利于刺激大脑皮层。除此之外，保持好奇心和求知欲，比如读书看报、练习书画、打麻将等可以活跃大脑思维。

▶ 老年痴呆的非药物治疗

老年痴呆尚无根治性药物治疗方法，非药物治疗可在一定程度上缓解症状。目前，国内开展的非药物疗法主要包括认知训练、音乐疗法、怀旧疗法、游戏疗法、运动疗法、感官刺激疗法、园艺疗法、宠物疗法等。这些方法中有些需要在小组和团体协作下完成，较为复杂，因此仅介绍以下七种简单有效的居家治疗方法。

第一种，认知训练。认知训练可锻炼患者动手能力和抽象思维能力，家属可根据老年人喜好，选择合适的电脑认知训练程序或者简单的益智活动进行认知训练。

第二种，音乐疗法。音乐的魅力在于即使是认知功能减退的老年人，仍然保持着对音乐节奏的反应能力，让老年人聆听事先录制好的音乐或现场演奏的音乐，从而引起其生理、心理、认知、精神、情绪等方面的改变。

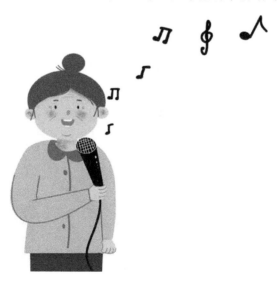

第三种，怀旧疗法。在提示物如照片、音乐、熟悉的人或事等的引导下使老年人回溯往事，唤起他们对过去事件的记忆。家属可以根据老年人的个人经历个性化地选择合适的提示物。比如准备几张图片，供其选择，问开放式的问题，促使老年人发挥想象力并表达自我。

第四种，游戏疗法。桌面游戏如拼图、填字、象棋、套圈、翻花绳等多种方式可供选择。研究发现，游戏疗法能有效改善轻度老年性痴呆患者的认知功能，提高老年人的主观幸福感。

第五种，运动疗法。居家老年人可以进行下列简单的练习：①步行、自行车、瑜伽、舞蹈、球类等有氧运动。②在视频游戏场景中通过肢体运动变化进行游戏操作。③上下肢体操练习，改善四肢运动功能。④双手间固定距离传球，改善协调能力。⑤走"8"字，改善平衡和协调性。⑥练习单脚保持平衡，训练静态平衡能力。⑦交替眨眼，鼓左右脸颊，改善面部运动功能。⑧手指操。

第六种，感官刺激疗法。以灯光效果、真实触感、冥想音乐（伴奏）和令人放松的香气为媒介，为老年人提供以视觉、听觉、触觉、味觉和嗅觉为主的感官刺激的治疗方法。

第七种，园艺疗法。园艺治疗是指通过指导老年痴呆患者进行种植、修剪植物、干花制作、插花、果实料理以及治疗性的园景设计等园艺活动，提升患者专注力，改善患者个性和认知功能。值得注意的是园艺疗法中可能会接触到有伤害性的物品，要注意老年人的安全。

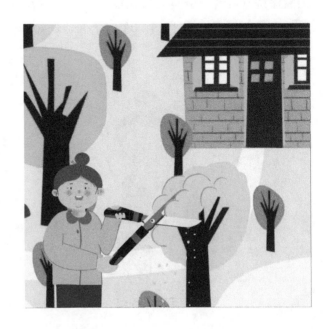

▶ 科学照料痴呆老年人

老年痴呆无法治愈，早期干预，特别是早期、充分的家庭支持和照护可以最大限度地延缓疾病进展，提高患者生活质量。科学的居家照护有助于防范风险，帮助老年人最大限度延长生活自理时间。

合理安排居家环境可以有效避免各种风险，保障老年人的人身安全：①简化室内摆设、常用物品固定放置，过道避免障碍物，地面防滑，沙发、椅子、床铺高度要适中，尽量避免跌倒。②建议尽早进行方向感训练，在房间门口做一些简单醒目的标记，以帮助老年人识别自己的卧室、厕所等。③管理好危险物品，妥善安置家中煤气、电炉、剪刀、热水等危险物品，避免老年人接触到。④预防走失，为老年人制作紧急联系卡，标注老年人姓名、联系电话和家庭地址，并让老年人随身携带，必要时外出要有人陪同。

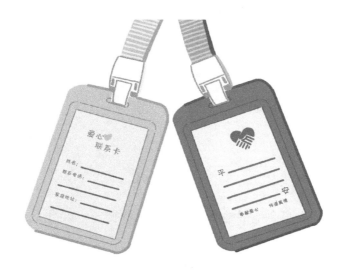

协助、指引老年人规范服药，是防止漏服、错服药物的重要环节。药物治疗是延缓老年痴呆进展的重要手段，与其他疾病不同的是，老年痴呆患者的药物管理是需要家人协助和监督的。老年痴呆患者认知能力下降，无法自己管理药物，照护者须协助其养成定时、定点、定量的服药习惯，减少漏服、错服。具体来说，可以提前帮老年痴呆患者把药物按每餐服用剂量准备好,并放置在固定的位置,利用智能设备如手表/手机设置个性化的语音提醒。

养成规律的日常生活习惯并进行基本的日常生活训练,可延长老年痴呆患者的独立居家生活时间。就像小时候父母对我们那样,协助其养成规律的生活作息,如穿衣、洗漱、吃饭、洗澡、大小便等,尤其是帮助患者形成在固定的时间、地点上洗手间这一习惯非常重要。即便某一天患者认知功能进一步损害,生活无法自理,需要专人看护,这些长期的训练能在一定程度上帮助患者继续维持规律作息,减轻照护难度。

老年痴呆患者虽然各方面功能都在逐渐减退,但他们仍希望有自己的自尊和情感。他们需要我们的理解、帮助和支持,就像他们曾经对待我们那样。在他们一次次犯着孩童般的小错误时,希望我们能用对一个孩童的爱来包容他们,也许我们是维护他们尊严的最后一个港湾。在日渐老去的日子里,他们并不想给我们带来任何痛苦,请用爱和耐心帮他们有尊严地走过人生最后一段路程。

7. 生命不可承受之重——跌倒

▶ 关于跌倒的那些误区

跌倒在年轻人眼中是平常小事,但若发生在老年人身上,就可能关系生死!据世界卫生组织统计,每年约有三分之一的老年人会发生跌倒,每两次跌倒中就有一次可能受伤,而跌倒受伤过的老年人康复后,有20%~30%会引起身体灵活度下降,独立生活能力下降,甚至伤残死亡。在我国,跌倒已成为65岁以上老年人伤害死亡的首位原因,且年龄越大,因跌倒而伤亡的风险越高。跌倒对人体的危害如同多米诺骨牌的第一张牌,一旦推倒可能会引起后面的一系列反应,严重危害老年人的健康和生活质量。随着人口老龄化日趋加剧,预防老年人跌倒尤其重要。然而生活中人们对跌倒仍存在一些误区，快来看看你有没有中招！

- 跌倒是衰老过程中必然出现的现象。

答：错！跌倒不是衰老过程中的正常现象，跌倒是可以预防的，开展规律的体育锻炼，预防跌倒危险因素，必要时请专业医生制订防跌倒方案，均可以有效避免跌倒。

- 如果我减少活动，就会避免跌倒发生。

答：错！避免跌倒最有效的方法是提高身体功能，体育锻炼及社交活动可以有效改善身体能力。减少活动会使功能进一步下降，更容易发生跌倒。因此，建议在安全的情况下进行适当的体育运动及社交活动。

- 如果我待在家里，就不会跌倒。

答：错！有一半以上的跌倒是发生在家里，要保证家庭环境的安全性，去除可能引起跌倒的隐患。

- 使用拐杖或步行器，会让我产生依赖。

答：错！使用助行器可以保证老年人活动的安全性，并且改善活动范围，建议在专业人员指导下使用助行器。

- 我不想告诉家人或医生我跌倒过或者我一直担心跌倒，我想我可以应对。

答：错！防跌倒需要团队的努力，包括家人、朋友、医生。请告诉他们您的真实情况，他们会帮助您维护功能及采取防跌倒措施。

▶ 老年人跌倒的高危因素

老年人为什么容易发生跌倒？有下列因素需要关注。

(1)生理因素。老年人的年龄越大，跌倒风险越高。衰老通常伴随着骨骼肌肉系统、视觉、本体感觉、协调等功能的减退，特别是肌肉力量下降和平衡功能减退，这将大大增加跌倒风险。

(2)疾病因素。不少老年人患有神经系统疾病，如中风、颅脑外伤后遗症、帕金森病等，这些疾病会使老年人肢体不协调，往往会发生跌倒事件。黄斑变性和白内障会影响老年人视力，导致看不清环境中的障碍物，增加跌倒的风险。

患有心血管疾病的老年人可能会因为血压的不稳定导致跌倒，心肺功能不全的老年人活动中可能突发无力导致跌倒。另外，风湿病、骨关节炎、骨质疏松、糖尿病、低血糖、听觉障碍、认知能力障碍等都是跌倒的常见因素。

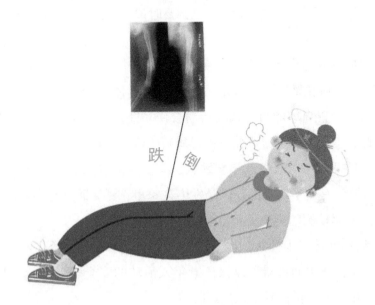

（3）生活因素。

①环境不熟悉，如频繁更换居所、住院的老年人。

②鞋子不合适，鞋底过厚、过软、过滑。

③手杖或助步器等辅助工具不合适。

④室内环境不佳，如地面湿滑、不平整、有未固定的小块地毯；过道杂物堆积；门槛、台阶过高；楼道过窄、光线差；座椅和坐便器高度过低、无扶手等。

⑤室外环境不佳，如户外公共设施不适合老年人；雪天路面结冰等。

（4）药物因素。高血压患者在服用降压药物后，若过快变换体位极易发生低血压，医学上称之为"直立性低血压"；冠心病患者长期服用扩血管药物，也容易发生直立性低血压，导致跌倒。利尿药、泻药、抗癫痫药、镇静催眠药、抗抑郁药等也是导致跌倒的因素。

（5）心理因素。有的老年人不想给子女添麻烦，加上错误评估了自己的活动能力，对风险的认知差，增加了跌倒风险。

▶ 警惕老年人跌倒的四个危险时刻

（1）起夜时。老年人在晚上睡觉时，如果需要起床上厕所，摸黑去开灯时很容易发生跌倒。另外，厕所地面湿滑也是跌倒发生的危险因素。

建议：在房间安装一个小夜灯，保持过道通畅，在卫生间放上防滑垫和安装扶手。腿脚不好的老年人千万别怕麻烦，起夜要叫醒家人或照护者，必要时在床边使用便器。建议起夜次数多的高龄老年人尽量使用尿壶，减少夜间起床次数，从源头上降低跌倒风险。

（2）洗澡时。老年人洗澡时间不宜过长，而且洗澡时地面湿滑也容易发生跌倒。

建议：老年人洗澡不超过 15 分钟，浴室门不能反锁，避免意外事件发生时耽误抢救。洗澡时最好坐在防滑凳子上，既省力又能防跌倒。

（3）着急接电话时。当电话铃声响起时，许多老年人为了赶去接电话，会走得比较急或者忽视脚下是否有障碍物，导致跌倒发生。

建议：电话铃声响时，老年人不要着急接听，要慢起、慢站、慢走。

（4）乘扶梯时。乘坐扶梯也是常被人忽视的跌倒危险时刻，老年人因为视力不佳、步伐不稳，在踏上扶梯时容易发生摔倒。

建议：乘扶梯要抓紧扶手，双脚左右分开站立，保证身体重心平稳。去超市购物时，尽量不要使用购物车，以免因推车乘扶梯带来跌倒风险。

▶ 预防跌倒，老年人能做哪些呢

定期评估跌倒风险，建议每年至少由老年科医生进行一次跌倒风险评估，发现问题及时给予相应处置。

适当体能运动可以有效防止跌倒。老年人可在医师指导下适当运动，如进行有氧运动、力量训练、平衡运动、柔韧性运动。建议老年人进行多种运动形式结合的体育锻炼，每天运动大于 30 分钟，每周坚持 3 天以上。有特殊康复需求的老年人建议在专业康复师指导下进行锻炼。

　　排查家中安全隐患，尤其是老年人主要活动的客厅、卧室、洗手间、厨房等场所，并制作安全小贴士。

　　预防跌倒的具体措施如下：

　　(1)穿防滑平底鞋。

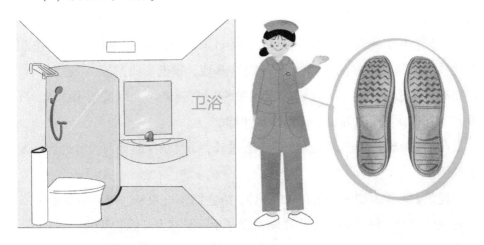

　　(2)使用度数合适的眼镜及有效的助听器。

　　(3)起床缓慢，避免快速起床引起直立性低血压。

　　(4)习惯使用浴室和走廊的扶手和栏杆及床档。

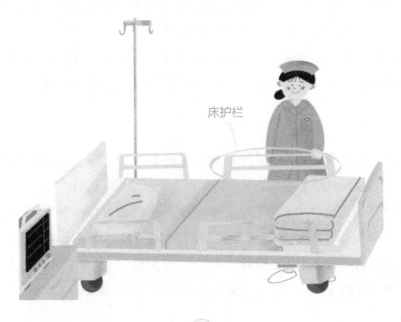

（5）使用适当的助行器，必要时请专业人员指导。

（6）饮食结构合理（保证摄取充足的蛋白质、新鲜蔬菜和水果及补充品），适量饮水。

▶ 预防跌倒从消除居家隐患开始

目前，居家养老是我国最主要的养老模式，家是老年人最主要的活动场所，也是跌倒等意外最常发生的地方。因此，我们有必要从安全角度重新审视居家环境。那么，怎样的居家环境可以有效减少和预防跌倒呢？

● 室外。保持通道走廊无障碍，楼梯、走廊、过道不要堆放杂物，保证照明充足，灯具开关安装在触手可及的地方，最好是双控开关并带夜光显示。

● 室内。①客厅：进门位置安放换鞋凳；常坐的椅子换成带扶手和靠背的安全椅，椅子的高度比老年人的膝盖低 1 cm 左右；沙发高度和硬度适合起身；房间家居布置以无障碍为原则，有足够的行走空间，没有杂物。②卧室：家具尖锐的边缘和转角做好防护；配置小夜灯、台灯，避免夜间起床开关灯；床边没有影响上下床的杂物，床头柜放置眼镜、手电筒等物品；使用硬度适中、方便起身的床垫。③厨房：出入厨房、阳台的地方没有门槛；厨房地面的油污和水渍及时清理；厨房使用防滑地砖。④卫生间：地面使用防滑地砖；蹲便器、坐便器旁边安装扶手；内外地面处于同一水平面，没有门槛；浴缸、淋浴区使用防滑垫和淋浴椅，安装扶手，浴缸高度低于膝盖；干湿分离，即浴室和厕所分开；地面平整，排水通畅；洗漱用品伸手可及。⑤阳台：尽量做封闭式阳台，避免雨天淋湿地面；使用防滑地砖，及时清理水渍；安装升降式晾衣架。

居家环境因素对老年人居家安全影响甚大，如果您的家里有老年人，请在第一时间消除居家隐患，降低跌倒风险。

▶ 预防跌倒之起床三部曲

老年人心血管调节能力下降，体位突然改变时容易引起一过性的直立性低血压及脑供血不足，导致跌倒。最常见的体位突然改变包括夜间/清晨起床、长期卧床后首次起床活动等。建议起夜次数多的高龄老年人尽量使用尿壶，减少夜间起床次数，此外，起床三部曲被认为是减少老年人跌倒的有效方法。

● 起床第一步：睁开眼，不要着急动，先在平卧的状态下，让眼珠动一动，看看天花板，或者看看窗户外面，这样持续 1 分钟，直到自己觉得已经完全清醒，从睡觉的状态过渡到觉醒的状态了，就可以进行第二步了。

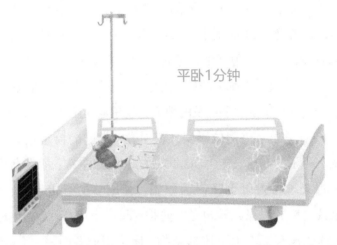

平卧1分钟

● 起床第二步：确定自己意识清醒、脑子思路清晰后，缓缓地从被窝里坐起来，身体半卧，再让眼睛适应一下这个姿势下的情景，看看周围的环境，这中间你也可以活动活动脖子，这样又持续 1 分钟，人又清醒了一些，再进行最后一步。

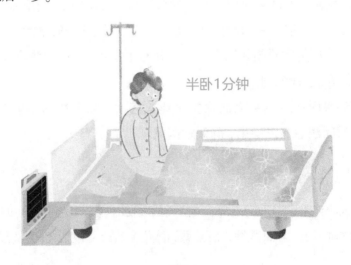

半卧1分钟

● 起床第三步：将双脚放在床沿后，静静坐1分钟，直到自己认为睡意已经减去大半部分，头脑变得更加清晰了，这时，你的身体也已经醒过来了，可以慢慢地走下床，去做自己想做的事情。

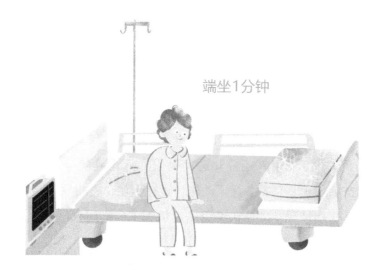

端坐1分钟

这里需要特别提醒大家注意的是，因为每个老年人的年龄、自身基础疾病不同，在以上三个步骤中，每个人所需的时间并不相同，请根据自身情况进行调节。把握一点，就是慢一点，确定无不适后再进行下一步骤。

▶ 跌倒也有正确姿势

老年人跌倒危害大，有时会伤筋动骨，严重者甚至出现头颈部损伤，治疗棘手，恢复困难。跌倒损伤的部位与身体接触地面的位置和受到的撞击力大小有关，所以跌倒的姿势十分关键。老年人常见的跌倒姿势有向前扑倒或侧身倒地、仰天倒地、臀部坐地几种。无论是上述哪一种姿势，要记住重点保护头部。跌倒于老年人而言很常见，且常常是在不知不觉中突然发生。跌倒的瞬间可能无法快速反应，但要有这样的意识，在自己能把控的时候尽力采取措施补救。比如，万一摔倒，老年人尽可能用双手撑地，可以在一定程度上减轻伤害程度，相对于臀部着地或一侧身体着地，用手撑地造成的伤害以及治疗的难度要小很多，重点有以下原则：

一是抬头抱头。向前扑倒或侧位跌倒时做手掌撑地、头抬离地面的姿势；向后仰天倒地时做抱头弓腰屈腿姿势，放松身体，将头靠向前胸部。

二是顺势而倒。感觉要跌倒时，如果周围环境安全，身体放松，做屈曲侧身滚动，能在一定程度上分散来自地面的冲击力，避免身体僵直，减少骨折发生的风险。

三是让"肉"先挡挡。身体里肌肉、脂肪能缓冲一部分压力，当发生跌倒时，可尽量让肌肉最多的部位(臀部、大腿和肩膀)先着地。

▶ 跌倒后自救很重要

除了防范摔倒，老年人还要知道摔倒后如何正确爬起来，并学而时习之，牢牢印在脑子里，变成潜意识动作。人摔倒后，总的原则是：不要贸然起身，先评估受伤情况，只有在没受伤的情况下、感到自己有足够力量时，才考虑站起来。

首先正确自我评估。当发生跌倒后不要立即起身，需先自行评估，以下情况可以试着自己起身，否则保持原地原姿势等待救援。

(1)不剧痛，即没有身体某个部位的剧烈疼痛。

(2)不动，即指没有明显的骨头错位导致的异常活动。

(3)不晕，即无头晕、黑蒙的现象。

其次是掌握正确的起身方法。建议老年人起身时身体整体移动，避免牵拉扭曲动作。跌倒后如果自己判断轻微损伤，可休息片刻、等体力准备充分后使自己变成俯卧位，以椅子或其他物体为支撑，缓慢站起，感觉是否有头晕、站立不稳情况，休息片刻，告知或联络家人及照护者。

跌倒后如果自行判断有严重损伤，则需要保持较舒适的体位。最好将周围的毯子或垫子等物品盖在身上，保持体温，大声向他人求助。

▶ 老年人跌倒后家人如何施救

家人发现老年人跌倒，不要急于扶起，要分情况进行处理：

- 如果老年人意识不清，如判断老年人呼吸心跳停止，则应立即呼救，同时开始心肺复苏(CPR)。

● 如果老年人呼吸心跳尚存,则应进行如下操作:

(1)立即拨打急救电话。

(2)有外伤出血时,立即止血、包扎。

(3)有呕吐时,将其头偏向一侧,并清理口鼻腔呕吐物,保证呼吸通畅。

(4)如需搬动,保证动作平稳,尽量让伤者平卧。

● 如果老年人意识清楚,以下情况应立即拨打急救电话,不要随意扶起或搬动,注意保温。可以对老年人进行如下询问:

(1)对跌倒过程是否有记忆,如不能记起,可能为晕厥或脑血管意外。

(2)是否有剧烈头痛或口角歪斜、言语不利、手脚无力等脑卒中迹象;查看有无肢体疼痛、位置异常等提示腰椎损伤或骨折迹象;如老年人试图自行坐起或站起,可提供帮助。

(3)如需搬动,应以平卧位移至平板上。

(4)老年人发生跌倒后应在照护者陪同下就诊,评估跌倒风险,制订防跌倒方案。

8.“咽不下”——吞咽障碍

▶ 吞咽过程不简单

吞咽过程其实很复杂。我们每个人每天都需要吃饭、喝水,这就需要吞咽。吞咽过程看似简单,其实很复杂。吞咽是食物从口腔到胃的关键一环,需要口腔、咽、喉和食管等部位的肌肉精准配合来完成,而这一过程的总指挥位于大脑的延髓吞咽中枢。根据食物所处的人体部位不同,一般将吞咽过程分为以下三期:

首先是口腔期。口腔期表示这段时间食物在口腔。在这个阶段,食物会刺激口腔和舌等器官,它们将信息传入大脑,于是大脑的吞咽中枢发出指令，指示下述一系列动作：咀嚼肌运动咀嚼食物，唾液分泌，舌运动参与搅拌食物，同时舌根与软腭接触，形成舌腭连接，避免食物过早进入咽部。通过这些活动，进入口腔的食物变成可以吞咽的食团；接下来，舌运动推挤食团向舌根运送。

其次是咽期。咽期不受意识控制。舌运动将食团推送入口咽部后，会引起吞咽反射，咽部肌肉协调收缩导致咽腔自上而下逐渐封闭，继续推挤食团向下运送。因为食管和喉管相邻，此时喉腔闭合，防止食物误入喉腔。这个短暂的"咽期"，可在 1 秒内完成。

最后是食管期。这是食团通过食管进入胃的过程，食管期同样不受意识的控制。此时，食团在食管蠕动推进力以及食团本身的重力作用下，只需 8~20 秒就可进入胃部。至此，吞咽过程基本完成。

▶ 吞咽障碍危害大

各种原因导致的下颌、双唇、舌、软腭、咽喉、食管等器官结构和(或)功能受损，都会影响机体安全有效地将食物从口腔输送到胃内，这使得原本简单的吞咽动作变得困难、痛苦，甚至影响健康和生命，这种情况就叫吞咽障碍。有研究显示，社区老年人吞咽障碍发生率达 10%~27%，养老院老年人吞咽障碍发生率高达 40%~60%，因此吞咽障碍是老年人常见的临床综合征。

在不同的吞咽时期，吞咽障碍的表现也不同：①口腔阶段吞咽障碍，可以表现为流涎、唇闭合无力、鼓腮不能、语言含糊（口腔部肌肉控制异常，影响吞咽的同时，也影响呼吸和发音，导致言语障碍）、舌无力等，可影响咀嚼。在吞咽后，可以看到口内有食物残留。②咽阶段吞咽障碍，可以表现为：唾液在口咽部聚集，不能咽下，需定期吐出；声音嘶哑（可伴随有自主咳嗽反射减弱、声音变弱或不能自主咳嗽）；吞咽食物的容积减少，正常人一口所吞咽的食物量约为 20 mL（一口量），吞咽困难者一口量为 3~20 mL，吞咽量大时出现分次吞咽；吞咽延迟；无效吞咽（指在真正的吞咽动作前，有数次试图吞咽的动作或吞咽犹豫动作，表现为喉结上提，但未达到足够的幅度，故不能完成真正的吞咽）；重复吞咽；用力吞咽；咽下困难（吞咽时，食物经过咽部时存在障碍的情况）；喉部食物梗阻感；吞咽后声音改变；吞咽后食物从鼻腔反流出来。③食管阶段的吞咽困难，一般为进食哽噎或梗阻感，也就是食物咽下去后，感觉食物在"嗓子眼"或者胸口处"堵"着没下去，或者要一会儿才下去。

吞咽障碍对老年人的危害非常大。"民以食为天"，吞咽障碍不仅导致营养不良、机体抵抗力下降，而且容易使食物误吸入气管导致吸入性肺炎、窒息等并发症，严重者有可能危及患者生命，同时不能经口进食容易使患者产生恐惧或抑郁心理。吞咽障碍发生后会出现多种症状包括流涎、严重呛咳、吞咽梗阻或疼痛、食物从口或鼻腔流出、进食费力、进食量减少、进食时间延长，需要频繁地清嗓子，导致声音嘶哑。机体的生理平衡有赖于正常的饮食，若患者不能及时得到水分和营养的补充，就有可能发生脱水、电解质紊乱和营养不良。由于不能正常经口进食，患者外出就餐、日常工作及娱乐活动减少，也容易产生焦虑、抑郁及社会交往障碍，进而影响患者心理健康。

▶ 哪些原因可以导致吞咽障碍

（1）吞咽障碍的元凶首推多种疾病，而年龄增加、器官老化扮演了帮凶的角色。神经系统疾病最容易导致吞咽障碍。这就好比一台电脑的中央控制系统和电路传输出了问题，这些问题包括多种中枢神经系统疾病，如脑卒中（中风）、帕金森病、老年痴呆、脑外伤、大脑性瘫痪（脑瘫）、多发性硬化症等。调查显示，我国脑卒中后吞咽障碍的发生率高达31.0%。

（2）与吞咽相关的肌肉疾病或功能受损也可导致吞咽障碍，如多发性肌炎、硬皮病、肌萎缩侧索硬化、口咽部疾病（兔唇、舌切除、喉部切除或气管切开），以及口腔、鼻咽及头颈部放化疗后。

（3）吞咽通道受阻（如贲门失弛缓症、食管肿瘤等）、精神心理因素（如抑郁症、癔症、神经性厌食症等疾病）也可导致吞咽障碍。

（4）高龄也是导致吞咽障碍的重要因素。随着年龄的增长，老年人吞咽肌群力量减弱、牙齿状况不佳、唾液分泌减少等多方面退化导致咀嚼和吞咽能力的下降，容易发生吞咽障碍。

▶ 吞咽功能自我筛查

怎么知道自己是否存在吞咽障碍呢？老年朋友们可以通过简单的方法自测是否存在吞咽障碍。这里推荐两种方法进行吞咽功能自我筛查，分别是 EAT-10 吞咽障碍筛查工具和洼田饮水实验。

● EAT-10 吞咽障碍筛查工具：通过评估 10 项吞咽障碍相关问题进行测评。

(1)我的吞咽问题使我的体重减轻。

(2)我的吞咽问题影响我外出就餐。

(3)我吞咽液体的东西会格外费力。

(4)我吞咽固体的东西会格外费力。

(5)我吞咽药物胶囊会格外费力。

(6)我吞咽时会觉得痛苦。

(7)我的吞咽问题会影响我进餐的愉悦感。

(8)当我吞咽时食物会卡在我的喉咙处。

(9)我吃饭的时候会咳嗽。

(10)吞咽让我觉得紧张、压力大。

以上 10 个问题每项计分方法为：没有问题为 0 分；问题较轻为 1 分；有问题为 2 分；比较严重为 3 分；非常严重为 4 分，总分为 0~40 分，得分越高，提示吞咽障碍越严重。评分标准为：总分低于 3 分，表示无吞咽障碍风险；总分大于或等于 3 分，则提示有吞咽障碍风险，建议到医院进行进一步检查。

● 洼田饮水试验：洼田饮水试验是日本学者洼田俊夫提出的评定吞咽障碍的实验方法，分级明确清楚，操作简单，其具体操作方法如下：

待老年人坐好后，让老年人喝下两三茶匙的水。如果老年人能顺利咽下，便再让老年人喝下 30 mL 温水，家属要在一旁记录饮水情况及时间。如果老年人在 5 秒之内一口喝完，则吞咽功能为一级（正常）；如果老年人多于 5 秒或者分两次以上喝完而无呛咳，则吞咽功能为二级（可疑）；如果老年人能一次喝完但有呛咳，吞咽功能为三级（异常）；如果老年人分两次以上喝完且伴有呛噎，则吞咽功能为四级（异常）；如果老年人常常噎住，难以全部喝完，则吞咽功能五级（异常）。

在这里要提醒的是，在做洼田饮水试验时要注意以下几点：测试者做洼田饮水试验时，不要告诉老年人，以免其心情紧张，影响试验结果；另外测试者给老年人喂水时计量要准确，并根据老年人平时呛咳的情况决定喝水的方法，以免给老年人造成不适感或引起误吸。

▶ 吞咽功能训练很重要

老年人吞咽障碍发生率高、危害大，严重者可危及生命。一旦出现吞咽障碍，应查找引起吞咽困难的病因，针对病因治疗。但对于部分老年人，由脑梗死、神经系统退行性病变所导致的吞咽障碍，往往从病因上难以完全纠正，常常需要进行一定的康复训练和特殊的护理措施，来尽量改善吞咽功能。下面的这些训练方法可帮助老年人锻炼吞咽功能，在家也可以做。

● 发音训练。训练老年人张口发"啊"音，闭口后双唇突出发"呜"音，或者让老年人从"你、我、他"等单音字开始，也可指导老年人缩唇做吹口哨动作，诱导发音，促进口唇肌肉运动和声门的闭锁功能，有助于维持正常的吞咽功能。

● 颊肌、喉部内收肌运动。将老年人手洗净，取无菌纱布将其示指包绕后放入口中，让老年人模仿吸吮动作，然后嘱老年人张口，轻吸一口气闭口，使双颊部充满气体，做鼓腮、吹气动作，以使咽部收缩有力。

● 舌肌、咀嚼肌按摩运动。嘱老年人张口，将舌头尽力向外伸出，先舔下嘴唇及左右口角，转至舔上唇及硬腭部，再将舌缩回口腔后上下牙齿互叩及咀嚼 10 次。

吞咽障碍老年人康复周期长。既需要专业人员的指导，也需要老年人及家属的细心、精心和耐心的训练，才能有利于吞咽障碍的恢复。

▶ 照料吞咽功能障碍老年人有方法

照护吞咽功能障碍老年人时，应关注吞咽的安全以及膳食营养。通过调整食物性状、吞咽姿势等尽可能避免食物残留和误吸，同时选择营养均衡又符合个人喜好的食物，能让老年人安全地享受美食的乐趣，减少营养不良的风险。可以从以下几个方面入手。

（1）要调整食物的性状。

食物的性状影响吞咽过程，通过调节食物的性状，可以让部分吞咽障碍老年人安全有效地进食。理想的食物性状为：密度均匀，黏度适当，有一定硬度，不易松散，通过咽部时易于变形且不易残留。一般而言，最好是黏稠、均质的糊状食物；湿润，但不可溢出水分或汁液；质地细滑，容易搓成食团，适当的调味及温度控制。考虑到老年人的吞咽能力、牙齿状况、身体状况及个人喜好，可做适当的调整。通常选用布丁、鸡蛋羹、豆腐、糕点等食品。可以通过以下方法调整：

方法一：将硬的变软。对于老年人来说，由于咀嚼和吞咽功能衰退，有些食物难以咀嚼、咀嚼后难以形成食团、难于吞咽。我们可以将这些固体食物如蔬菜（土豆等）、肉类（猪肉等）、水果（苹果等）加工成蔬菜泥（土豆泥）、肉泥（猪肉馅）、果泥（苹果泥等），降低食品的咀嚼难度，让吞咽障碍老年人经过少量咀嚼或无须咀嚼即可将食物吞咽下去。

方法二：将稀的增稠。由于老年人吞咽肌群的协调能力下降，加上液体的流速非常快，因此有吞咽障碍的老年人在饮用液体时，没有足够的时间协调吞咽肌群的收缩和舒张，没有及时封闭呼吸通道和打开食物通道，容易造成误咽或误吸。所以，在液体（如水、饮料、果汁、牛奶）中加入增稠剂（如淀粉类增稠剂、黄原胶类增稠剂及凝胶类增稠剂等），增加液体的黏稠度，减缓液体流动速度，可以让吞咽障碍老年人有足够的时间进行吞咽。

方法三：不推荐吞咽障碍老年人食用未经增稠剂加工处理的米糊、芝麻糊等糊状食物，因为糊餐的分散性太大，容易在口咽腔有较多残留。如果没有及时清除口咽腔残留，容易造成误吸，增加吸入性肺炎的风险。

方法四：避免固体和液体混合在一起食用，避免进食汤泡饭、开水泡饭、鸡蛋汤等固体和液体混合在一起的食物。

（2）要注意进食方法。

①选择合适的餐具。为老年人选择适宜的羹匙、碗、杯子、吸管等餐具。

②注意进食量。调整每次进入口腔的食物量，目的在于促进食团形成、食团推送，以及顺利进入食管。进食一口量推荐以 5～20 mL 为宜，必要时可在医护人员的帮助下确定合适的一口量。

③做好进食准备工作，避免分散注意力。如老年人不能闭口，可用手按住口角，将食物直接放于舌根附近，刺激咽下反射。当老年人吞咽功能初步恢复时，为防止在进食时吸气造成误吸，可在吞咽前与吞咽时憋气。吞咽后咳嗽一次，将肺中气体排出，以喷出残留在咽后部的食物残渣。会厌谷是食物容易残留的部位，当头后仰时会厌谷变得狭小，残留食物可被挤出，随后向前低头，同时做空吞咽动作，即点头样吞咽，可清除残留食物。遵循慢而少的喂食方法，确定完全吞咽后再喂下一口食物。

④注意调整姿势。老年人进食时尽量选择坐位或半卧位。长期卧床老年人必须在床上进食，首先在老年人的腰背、膝下各垫一个软枕，再将床头摇高 30°～60°，这样可以保持姿势稳定，不易下滑；再用枕头将头部垫起 80°～90°，使头部处于较高位置。这样下颌内收，颈部处于放松状态，有利于喉上抬。在吞咽食物时会厌软骨及时盖住呼吸道，食物顺利进入食管，利于吞咽。如果头部平躺不垫高，在吞咽食物时，喉上抬困难，会厌软骨不能及时盖住呼吸道，食团就容易进入气管形成误吸，不利于吞咽。如果有偏瘫的情况，可在专业人员的指导下，采取适合的体位，以便在进食时使食物尽量绕过麻痹一侧、从健全的一侧通过，以提高咽对食物的推动力。进食后 30 分钟内应保持上述体位，防止食物反流。

（3）营养搭配要合理。

为老年人选择和搭配合适的食物种类，注意营养全面、均衡，同时结合个人口味喜好。

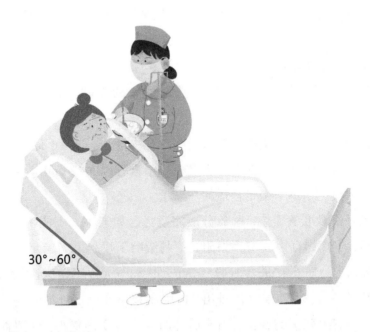

30°~60°

（4）做好口腔护理。

口腔护理可以保持口腔处于一种舒适、洁净、湿润的状态，降低误吸导致吸入性肺炎的风险。居家老年人可以采用以下两种口腔护理方法。

含漱法：适合吞咽功能基本正常的老年人，可以选择淡盐水或其他适宜的漱口液漱口。

冷热口腔刷洗：此方法是通过对老年人口腔肌群的冷、热刺激，在清洁口腔的同时，早期介入口腔运动，有效地促进口腔肌肉的训练。

（5）掌握呛咳、噎食的应对方法。

吞咽障碍的老年人，进食过程中可能会发生呛咳。掌握应对方法非常重要。出现呛咳时，应立即扶老年人弯腰低头，使下颌靠近胸前，在老年人肩胛骨之间的位置快速连续拍击，使食物残渣咳出。如发生噎食（食物堵塞气道），可站在老年人背后，双手手臂绕过其身体，在胸廓下方双手手指交叉，对上腹部施加一个向上猛拉的力量，由此产生一股气流，经过会厌，使阻塞物咳出。

9. 胃肠"怠工"——消化不良

▶ 人体正常的消化过程

我们吃进去的食物需要经过充分的消化和吸收才能被人体所利用，消化系统就是负责该项任务的"大工厂"。消化系统由消化道和消化腺两部分组成。消化道是一条长长的管道，包括口腔、咽、食管、胃、小肠、大肠和肛管。消化腺包括唾液腺、肝脏、胰腺等，负责生产消化液，帮助食物消化。

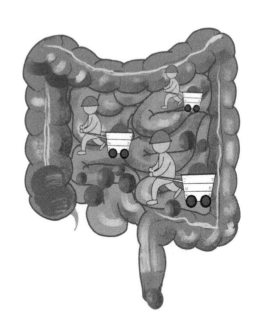

食物在消化道内是如何被消化吸收的呢？消化的过程包括物理消化和化学消化两部分，食物在消化道被机械地磨碎磨细属于物理消化过程，而化学消化是在消化液的帮助下将食物进一步分解为人体可直接吸收的物质。

口腔是食物消化的"1 号车间"。食物的消化始于口腔，包括牙齿、舌头等合作将食物切碎、搅拌（物理消化）和唾液对食物的分解（化学消化）。唾液中含有多种消化酶，可以对食物进行化学消化。我们在慢慢咀嚼馒头时会觉得馒头很甜，这是因为馒头的主要成分是淀粉，而唾液中含"唾液淀粉酶"，可以把淀粉分解成麦芽糖。

胃是消化的"最大车间"。食物通过口腔的消化变成食团，随后通过咽和食管进入胃部。胃是消化道最膨大的部分，容量大约为 1.5 L。胃壁弥漫分布许多消化腺，一个成年人每天要分泌 2~3 L 左右的胃液，这些胃液主要包括盐酸（消毒，杀死食物中的病菌）、胃蛋白酶（将蛋白质分解为多肽）、黏蛋白液（保护胃内壁不被盐酸腐蚀）等。胃像一个磨坊，有食物它就不断地蠕动，将食物磨碎，再加上胃液里的盐酸、胃蛋白酶等对食物进行初步消化，食物在这里发生物理消化和化学消化后面目全非，最终变成了粥样的"食糜"。胃就这样不断地接受、处理加工原材料，之后将其推送到小肠。

小肠"肩挑"消化和吸收双重重任。小肠既是负责消化的场所，也是吸收营养物质的主要场所。小肠蠕动对食糜进行物理消化，同时通过肝脏分泌的胆汁、胰腺生产的胰液以及自身分泌的肠液对食物进行进一步化学消化，通过这些工序，食物也就消化得差不多了。小肠黏膜有许多皱褶，被绒毛和微绒毛覆盖，形成了巨大的吸收面积。小肠将营养物质和水吸收，输送到身体各处，而食物残渣、部分水分和无机盐等则被推入大肠。

大肠负责"收尾检场"。大肠把小肠运送过来的残渣再"检查"一遍，将水、无机盐和部分维生素吸收，不要的废渣形成粪便，通过肛门排出体外。

▶ **胃肠消极怠工的后果**

当正常消化过程中某一环节出现了"怠工"，就会出现消化不良。那什么是消化不良？它有哪些表现呢？

所谓消化不良是指食物在上述物理消化和化学消化的过程中因为某个环节出了问题，出了"不合格产品"，达不到被机体吸收的要求。它是指源于上腹部的一种或一组症状，如餐后饱胀、上腹痛和（或）上腹灼热感等，也可伴有上腹胀气、嗳气、恶心或呕吐等非特异性症状。

消化不良需要警惕哪些"报警症状"？多种原因可导致消化不良症状，如出现下列报警症状需及时就诊，以免贻误治疗时间。报警症状包括：消瘦、贫血、上腹部包块、呕吐、呕血和（或）黑便，有消化道肿瘤家族史。既往诊断为功能性消化不良但近期症状有所变化者也建议高度重视。首选的检查是胃镜、肠镜，对于不能耐受胃镜检查或有内镜检查禁忌的老年人（如服用抗血小板、抗凝药物暂不能停用者），可以选择上消化道造影。

▶ 功能性消化不良不是"精神病"

老年人的胃肠也会"倚老卖老"，消化不良的发生率随年龄增加而升高。研究显示，每4位老年人中，就有1位存在消化不良。根据病因分为器质性消化不良和功能性消化不良。

器质性消化不良是指通过一些检查手段能明确发现病因。换句话说，消化不良发生得"明白坦荡"，譬如消化性溃疡、胃肠道肿瘤、胰腺疾病等，这些消化不良患者可能会合并呕血、黑粪、贫血、体重下降、吞咽困难、淋巴结肿大或腹部肿块等症状或体征。这都是身体拉响的警报，提醒老年人得尽快去看医生了。

功能性消化不良则不那么"坦荡"，无法找到明确的疾病。比如有些老年人抱怨，做了一堆检查都没啥问题，怎么吃一点东西就觉得肚子胀？这很可能就是患上了功能性消化不良。以下这些因素可能会使老年人易患功能性消化不良：

（1）胃肠动力障碍。胃肠蠕动减弱、节律紊乱，导致胃排空延缓。

（2）胃酸分泌异常。传统观念认为人到老年胃酸分泌将减少，但事实并非如此，研究发现绝大多数老年人仍有良好的泌酸能力，甚至有些老年人的泌酸能力会代偿性增加。

（3）精神心理因素。老年人退休后社会角色变化，出现心理疾患的概率明显增加，而消化不良症状迁延不愈又会加重精神心理负担，二者相互影响，形成恶性循环。

（4）幽门螺杆菌感染。幽门螺杆菌感染容易导致胃部疾患，诱发胃肠动力障碍、增加胃酸分泌、增强内脏敏感性等，促进消化不良的发生。老年人感染幽门螺杆菌的概率高于中青年人。

（5）其他因素。功能性消化不良可能也与生活方式、饮食结构、老年人消化酶分泌减少等因素有关。

功能性消化不良并不是"精神病"。功能性消化不良的患者往往伴有精神心理方面障碍。一方面可能不良的环境因素或精神方面重大创伤可导致

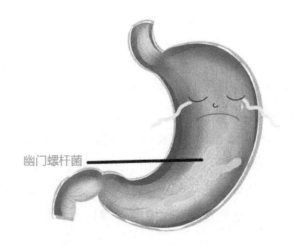

幽门螺杆菌

脑—肠轴调节功能失衡，另一方面功能性消化不良患者往往由于药物治疗效果欠佳、症状反复发作、恐癌等原因，表现出抑郁、焦虑、疑心病、生理性感觉过敏等心理障碍、部分患者有失眠、紧张、头晕等症状，严重的患者可能被诊断为抑郁或焦虑。

▶ 饮食调理安全又可靠

食疗养生安全又可靠，因而很受老年朋友的青睐。的确，"药食同源"，许多食物同样具有促进消化、改善症状的作用。比如下面这些食物就是不错的选择：

● 白菜。富含膳食纤维，不但能起到润肠、促进排毒的作用，还能刺激肠胃蠕动，促进大便排泄，帮助消化。中医认为，白菜还有解热除烦、养胃生津、通利肠胃、利尿解毒等作用。

● 陈皮。可以增加胃液的分泌，促进胃肠蠕动，改善消化功能。

● 西红柿。其中所含的番茄红素能协助胃液消化脂肪。

● 苹果。其中的鞣酸、有机碱等物质具有收敛作用，所含果胶可吸收毒素，可用于单纯性的轻度腹泻的止泻。而另一方面，苹果中的膳食纤维可刺激肠道蠕动，加速排便，所以苹果拥有既能止泻又能通便的神奇效用。

除了上述饮食的调理外，老年人还可学习以下八个小技巧，可帮助老年人改善消化功能，以缓解消化不良症状。

第一，清淡饮食，少吃辛辣，少吃油。老年人饮食尽量清淡。辛辣食物对胃肠道刺激大，油脂太多不利于消化应少吃。

第二，注意进食顺序，即先汤、蔬菜，后饭、肉。汤应该放在饭前喝，而不是餐时或者餐后喝。另外，建议老年人吃饭的时候先吃蔬菜再吃肉，与肉相比，蔬菜是比较好消化吸收的。如果先吃肉的话，后面进入胃的食物不容易被消化，从而引发消化不良。

第三，注意就餐时的情绪和环境。就餐环境和情绪很重要，要避免怒、悲、忧愁。进餐时应保持轻松愉悦的心情，选择温馨舒适的环境，饭后可听听音乐。此外，有研究发现，饭后欣赏音色优美、节奏舒缓的音乐，能刺激大脑中枢神经，加快肠蠕动和促进消化液分泌。

第四，进食时要细嚼慢咽。口腔机械研磨是消化流水线的第一关，这里偷懒了，后面胃的负担就重了，整个消化过程效率自然就降低了；细嚼慢咽的同时还能让人觉得是在享受美味，因而促进唾液的分泌，帮助消化。

第五，餐后可进行适当活动。若老年人能坚持在饭后散步半小时左右，是非常有益的。俗话说"饭后百步走，活到九十九"，就是这个道理。另外，可以在散步的同时配合揉腹动作，以适当的力度顺时针按揉脐周及整个腹部，可促进消化液分泌，加快胃肠道的血液循环，增强消化功能。

第六，餐后可以喝一杯酸奶。酸奶中富含益生菌和乳糖酶，有改善食欲、保护胃肠黏膜及调节肠道菌群等多重作用。因此，建议老年人在饭后进食酸奶，以促进消食。

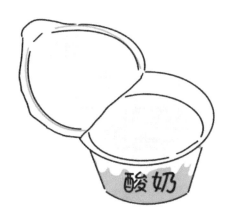

第七，可做简单的口腔操。口腔操能刺激口腔神经末梢，增加唾液分泌，帮助食物初步消化。那么口腔操怎么做呢？先取舒适坐位，调整呼吸，用舌尖顶住上腭，再用力将舌头伸出上唇外，左右上下活动数次。建议每天坚持，早晚训练各 3 次。

第八，养成良好的生活和饮食习惯，定时定量规律饮食。平时容易饥饿的老年人可以采取少食多餐的方式。饮食清淡易消化，患者平时宜选择一些容易消化的食物，如软米饭、萝卜、菠菜、南瓜、豆腐、鸡蛋、鱼肉、瘦肉等。烹饪方式宜选择清炒、清蒸。切忌进食过饱、过快或进食可能诱发症状的刺激性食物，包括辛辣和油腻的食物。要戒烟酒。对于进食后消化不良症状加重者，应在不改变热量的基础上，减少摄入量，减少脂肪成分。

10. 食物进错门——噎食

▶ 认识噎食

噎食是指进食时食物误入气管或卡在食管的第一个狭窄处，压迫呼吸道引起严重呼吸困难至窒息，是老年人猝死的常见原因之一。人们常认为噎食多发生于 5 岁以下的幼小儿童。但目前大量的资料显示，老年人，尤其是 75 岁以上老年人由于进食不当而导致的噎食发生率在逐年上升，甚至已经超过婴幼儿噎食的发生率。老年人噎食其实是很危险的，有很多老年人就因为噎食搭上了性命，这也是老年人猝死的常见因素之一。

▶ 哪些因素容易诱发噎食

诱发噎食的因素比较复杂，下面是常见的一些诱发因素。

第一，年龄因素。老年人随着年龄增加，生理功能退化，多伴有牙齿脱落，咳嗽反射功能下降，唾液分泌减少，括约肌神经纤维发生退行性改变，导致咀嚼功能和吞咽功能下降。此外，老年人常伴有各种脑血管或食管病变，吞咽反射日益迟钝，易造成吞咽肌群动作不协调。因此，老年人噎食是一个值得高度关注的健康问题。

第二，疾病因素。①精神性疾病：部分抗精神病药物能够引起咽喉肌群共济失调。②躯体疾病：某些疾病如脑梗死、重症肌无力、阿尔茨海默病等，会导致吞咽功能障碍。③口咽部疾病：如咽炎、咽后壁脓肿、咽部肿瘤等会影响进食。④食管疾病：如食管炎、食管瘢痕性狭窄、食管癌等会影响食物在食管中的运行。

第三，食物因素。食物比较干燥或黏性大时，如煮鸡蛋、蛋糕等较干的食物，或者是年糕、麻团等黏性较大的食物，常常黏附于咽喉部位难以下咽，而发生噎食。

第四，进食时注意力下降。患有睡眠障碍、神志模糊、谵妄、痴呆、视力下降等疾病的老年人，容易出现注意力下降，影响进食，较易出现噎食。

第五，进食体位因素。年老或行动不便者，平卧于床上进食，食管处于水平位，若进食干燥食物如馒头、煮鸡蛋，或汤圆、粽子等黏性食物时，食物易黏附在食管引起噎食。

第六，照护者因素。一些照护者不知道基本的噎食常识或存在错误观念，甚至不负责任、照护质量低下，比如催促威逼老年人快速吞咽、强迫喂食等均可增加噎食的发生概率。

第七，进食习惯不好。老年人进餐时有抢食、暴食、聊天、说笑等不良进食习惯，容易导致噎食发生。

▶ 噎食的征兆与表现

如果老年人吃饭时经常出现咳嗽，喝水也时有呛咳发生等异常情况，这就是噎食的征兆，需要高度警惕。

任何人在进食时，如果突然出现发声困难、口唇发绀（面色酱紫）、呼吸暂停，无任何原因的意识丧失，都应该考虑是否发生了噎食。食物可造成气管的部分或完全阻塞，如为气道部分阻塞，老年人神志清醒，尚可进行呼吸运动，可出现剧烈的咳嗽，咳嗽间歇有哮鸣音，面色呈苍白或者发绀的状态；如为气道完全阻塞，老年人不能呼吸，说话极度困难或不能说话不能咳嗽，面色及四肢发绀、双眼直瞪、双手乱抓或抽搐，重者可能在极短的时间内出现昏迷倒地、肢体抽搐、意识知觉丧失、心跳停止。

▶ 如何预防噎食

噎食诱发因素复杂多样，因此预防噎食也要多管齐下。

第一，选择合适的食物——"四免一少"

- 免硬：如鱼刺、骨头等。
- 免黏：如年糕等黏性较强的食物。
- 免过冷或过热。
- 免过量饮酒。
- 少吃颗粒状食物。

对于吞咽困难的老年人，给予半流质食物，必要时可使用胃管；对偶有噎食的老年人，应合理调整饮食的种类，以细、碎、软为原则，温度适宜。

第二，保持良好的进餐习惯

老年人的咽部咳嗽反射及咀嚼能力较差，像青团、糍粑、汤圆等软糯黏稠的食物对他们来说属于高危食物，即使要吃也要切成小块，放慢速度，多咀嚼几口再咽下，切勿勉强吞咽。在食用坚果、小颗水果、果冻、多刺鱼类和肉类等食品时，最好事先进行分解、取出果核和骨头，切勿让他们囫囵吞食，最好有家属在旁监督确保安全。

第三，保持正确的进食体位

非卧床老年人进食，采取坐位进食。卧床老年人喂食，注意体位，以坐位或半卧位为佳。抬高床头不少于30°，同时让其颈部略前倾，这样容易引起咽反射，减少噎食发生。老年人进食后应保持坐位或半卧位至少半小时，防止食管反流引起的噎食。

第四，进行口部肌肉训练

吃东西所用的肌肉与说话所用的肌肉是一样的，照护者可以学习以下肌肉训练方法，指导老年人自己做，或帮助老年人训练。面部肌肉训练：皱眉、鼓腮、露齿、吹哨、龇牙、张口、咂唇等。舌肌运动：伸舌，使舌尖在口腔内左右用力顶两颊部，并沿口腔前庭沟（口腔前庭沟亦称唇颊龈沟，即口腔前的上、下界。前庭沟呈蹄铁形，为唇颊黏膜移行于牙槽黏膜的沟槽，如下图所示）做环转运动。

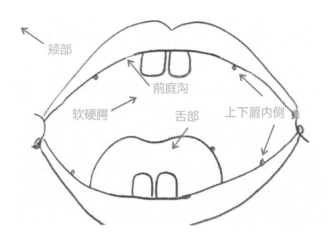

▶ 发生噎食这样做

万一家中老年人不幸发生了噎食该怎么办呢？现场急救成功的关键就在于：快速识别，就地抢救，争分夺秒，方法正确，措施得当。

快速识别是第一步

一旦发生噎食，快速正确判断能提高救治的成功率，现实中通常会将噎食误判为心脏疾病的发作。施救者应立即询问："您被噎到吗？""您需要帮助吗？"如果老年人点头表示确认，那么施救者需要立即进行施救，有时候也可以通过老年人是否做出双手交叉握住颈部（海姆立克征象的"V"字状）的手势来进行初步判断。同时，应识别老年人发生气管异物梗阻的严重程度，是轻微的不完全性气管梗阻，还是严重的完全性气管梗阻，不同程度的气管梗阻，急救方式也不同。

那么如何快速判断是否发生了噎食呢？给大家总结为"一二三法"，即"一看二问三听"。一看：面色、眼部潮红或苍白，大汗淋漓，重者嘴唇和指甲发青，呼吸困难，表情痛苦，烦躁不安，常用手捂住颈部或手乱抓，两眼发直。严重者出现"三凹征"（胸骨上窝、锁骨上窝、肋间隙），甚至心跳、呼吸停止，倒在地上。二问：问是否噎住了，患者不能说话、欲说无声，但能点头。三听：听见进食时剧烈呛咳、咳嗽间歇有喘鸣音。

接下来就是紧急处理

应根据气管梗阻的严重程度，就地进行紧急处理，切不可一味地等急救人员而耽误最佳抢救时机。如果老年人尚能呼吸、说话或咳嗽，表明是部分气管梗阻，可以鼓励老年人自主呼吸并用力咳嗽，以期将异物咳出；若老年人无法配合，则立即实施海姆立克急救法。当老年人出现不能说话、不能呼吸、不能咳嗽发声困难，面色青紫、口唇发绀，甚至全身发绀，并出现窒息样痛苦表情时，则发生了完全性气管异物梗阻，此时应立即对其施行海姆立克急救法。如若已经发生了心跳、呼吸骤停，必须立即就地进行心肺复苏。

▶ **学会海姆立克急救法**

发生噎食时，切忌盲目对老年人进行拍背，防止异物进入气管更深的部位。下面介绍海姆立克急救法，应根据不同的病情灵活地采取不同的方法。

海姆立克急救法

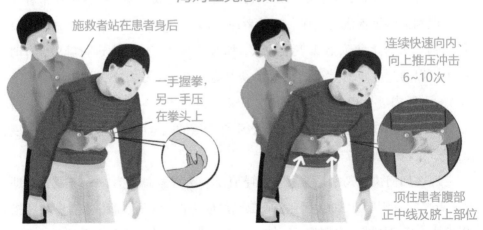

施救者站在患者身后

一手握拳，另一手压在拳头上

连续快速向内、向上推压冲击 6~10次

顶住患者腹部正中线及脐上部位

第一种方法：立位腹部冲击法

当噎食老年人处于清醒配合状态、施救者体型较老年人大时，可采用立位腹部冲击法进行施救。具体步骤如下：①抢救者站于老年人身后，用双臂环绕老年人腰部，令其弯腰，张口，头向前倾。②一手握拳，使拇指指关节突出点顶住腹部正中脐上两横指处。③另一只手的手掌压在拳头上，连续快速向内、向上推压冲击 6~10 次，推压动作要迅速，压后随即放松。④老年人应配合救护，低头张口，便于排出异物。

第二种方法：卧位腹部冲击法

当噎食老年人虚弱无法站立或昏迷、施救者体型较老年人小时，可采用卧位腹部冲击法进行施救。具体步骤如下：①将老年人置于仰卧位，解开其领口；②骑跨在老年人髋部两侧；③一只手的掌根置于老年人腹部正中线、脐上方两横指处，不要触及剑突，另一只手直接放在第一只手的手背上，两手掌根重叠；④两手合力快速向内、向上有节奏地冲击老年人的腹部，连续 6~10 次，重复若干次；⑤检查口腔，如异物被冲出，迅速用手将异物取出；⑥检查老年人呼吸、心跳，如没有，则立即实施心肺复苏。

第三种方法：立位胸部冲击法

当噎食老年人处于清醒配合状态、体型肥胖、施救者体型较老年人大时，可采用立位胸部冲击法急救。具体步骤如下：①施救者站在老年人背后，双臂环绕在患者腋窝下双手扣于胸部；②老年人稍弯腰，双脚分开，头部前倾，张口；③手法同立位腹部冲击法，但作用点为老年人胸部（老年人两乳头连线中点处）；④施救者双手快速向内向上冲击，直至异物排出。

第四种方法：自救方法

当老年人发生气管异物梗阻，周围又没有可以求救的对象时，如何"自救"也很重要。一定不要惊慌失措，保持冷静，判断自己气管梗阻的程度。如果尚能呼吸和发声，尽量放慢呼吸节奏，并尽可能发出声响求救，或拨打急救电话，也可进行自救；如果完全不能呼吸和发声，应立即进行自救。通常自救的方式有两种：

方式一，是最简易的方法：取站立姿势，下巴抬起，使气管变直，找到椅背、栏杆、桌边或宽一点的窗台等，将上腹抵压在上述坚硬处，连续弯腰挤压、冲击上腹部，直至异物排出。

方式二，假如现场没有这些可以按压腹部的硬处，也可以用自己的拳头，先弯腰、低头、张口，双手交叠握拳置于肚脐与剑突之间（脐上两横指处），用力冲击上腹部，直至异物排出。

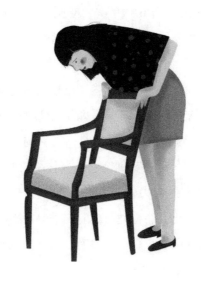

11. 隐形杀手——老年衰弱

▶ 衰弱 ≠ 衰老

老年衰弱不是一种疾病，准确地说，老年衰弱是一种疾病前状态，即介于健康与疾病的中间状态。日常生活中，我们经常会遇到这样的老年人：他们年轻时常年坐在办公室工作，退休后总觉得浑身乏力，干任何事情都提不起劲，不是睡不着，就是醒得早，为此整日忧心忡忡，胃口也变差了，体重也减轻了，总担心自己得了大病，到医院做全套检查，结果发现似乎没啥大问题。

我国一项针对中国老年人衰弱患病率的研究发现，对于 65 岁以上的老年人，年龄每增加 10 岁，衰弱的患病率升高 10%～20%。衰弱老年人的致残率和死亡率均高于非衰弱老年人，这些老年人生活质量下降，发生跌倒、医院内感染、死亡的风险更高。衰弱的老年人抵抗各种应激（如肺部感染、手术、跌倒、急性病）的能力很差，一个小的应激事件即可产生一系列不良事件。

衰弱与衰老是不同的。衰老是生物有机体随着时间推移自发产生的一种必然过程，是一种复杂的自然现象，表现为结构的退行性改变和功能衰退，适应力和抵抗力降低。衰老是人体发生发展的自然规律，是任何人都要经历的一个阶段，它可能会导致人的衰弱。老年衰弱往往是一系列慢性疾病、一次急性事件或严重疾病的后果。高龄、跌倒、疼痛、营养不良、肌肉减少症、多病共存、活动功能下降、睡眠障碍和焦虑抑郁等均与衰弱有关。简单来说，衰弱就是一种全身性改变，身体多系统的功能衰退。如果把身体比作一部机器，这部机器运转的年头久了，每一个零件都会出现老化，多个零件的老化就会造成整部机器运转失常，甚至是彻底坏掉。

▶ 哪些情况说明可能发生了衰弱

当老年人出现无法解释的体重下降，伴有明显的乏力，活动能力下降，对任何事情都提不起兴趣时，就要引起重视。首先，需要到医院做一些检查来排除是否患上了器质性疾病，如焦虑症、抑郁症、肿瘤、心肺疾病等。其次，可以通过"五连问"来进行衰弱的自我筛查：

（1）大部分时间都感到疲劳吗？

（2）爬一层楼梯时感觉困难，下肢沉重吗？

（3）独自走完 100 米的距离感到费力吗？

（4）是否患有 5 种以上的慢性疾病？

（5）最近 1 年或更短时间内出现体重下降超过 5% 吗？

如果符合 1～2 项，说明您正处于衰弱前期；当符合 3 种或以上时即为衰弱。

▶ 运动可有效预防衰弱

运动被认为是目前预防和治疗衰弱的首选方案，可以改善躯体功能、提高生活自理能力、生活质量、心理健康以及对受伤和跌倒等事件的抵抗力，有效预防衰弱的发生。推荐实施抗阻训练、力量训练及平衡训练联合的运动计划，如将有氧运动、伸展或柔韧性运动、平衡训练、抗阻训练等相结合，并遵循个性化、分期和逐步增加的原则。同时，我国民族传统健身运动有着悠久的历史，种类繁多，包括太极拳、五禽戏、八段锦等，均对身体机能的促进有着积极的作用，建议老年人长期练习。

老年人运动类型及建议：

（1）有氧运动：包括散步、慢跑、游泳、骑车、广场舞、太极拳、球类运动等，建议将有氧运动贯穿一周的始终，或者每周至少3天，每次运动超过20分钟（两周后可增加至30分钟）。

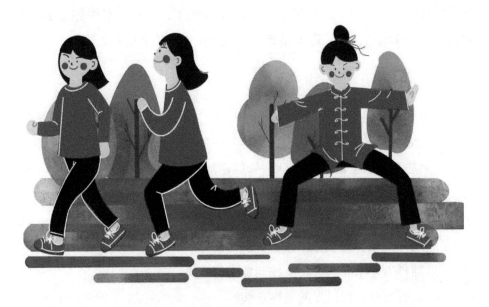

（2）抗阻训练：包括健身器材训练如哑铃、弹力带等，生活中的推、拉、拽、举、压等动作，如下蹲、推墙、提重物等；建议每周至少2天进行肌肉强化运动，要求涉及所有主要肌群；从1~2组开始，逐渐增加至2~3组，每组

8~12次重复。老年人在进行力量练习时，应注意对练习强度的控制，尽量不要做对关节有高冲击性的跳跃性练习，做负重抗阻训练时也要尽量避免高阻力练习，以免对肌肉和关节造成不必要的伤害。力量练习最好以分组的形式来完成，组间要有相对充分的休息时间。

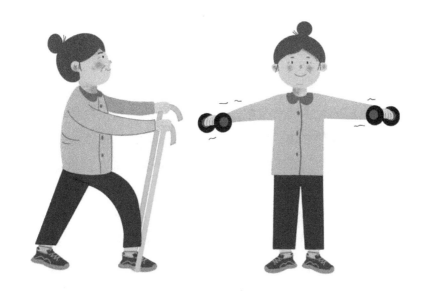

（3）柔韧性训练：系统地进行柔韧性练习，可以有效地改善肩部、脊柱、髋关节、膝关节和踝关节等重要关节部位的柔韧性和伸展性。同时，柔韧性练习还能缓解慢性疼痛，改善不良的身体姿势，使体态显得更加年轻。包括动力性和慢动作拉伸、静力性拉伸、瑜伽等，建议每周2天，每次运动超过10分钟，最好在有氧运动和抗阻训练后进行，运动强度建议从低强度开始，缓慢增加至自身可耐受最大强度。

（4）平衡训练：平衡能力是在小脑和神经系统的支配和控制下，由运动系统和感觉系统等共同协调配合实现的一种重要人体功能。因此，科学地练习神经系统和运动系统的功能，可以有效地延缓和改善老年人的平衡能力下降问题，提高老年人的运动稳定性和安全性。相关的运动科学研究表明，人体平衡能力提高后，可以降低跌倒、关节遭受损伤的风险，有利于提高人体的灵活性。平衡性的练习方法主要采用在不稳定的平面或减少支撑面积的状态下,做一些身体负重抗阻或徒手的动作,例如倒退走、侧向走、足跟行走、足尖行走、单脚站立(可站在床边或墙边以防摔倒)等,建议每周训练大于3天,共计90分钟以上,尤其是跌倒高危老年患者应强调平衡训练从低强度开始,缓慢增加,可以通过减少支撑的基础,如从双脚站立并抓住椅背发展到没有手支撑的单脚站立,或减少感官输入,如闭上眼睛等来缓慢增加强度。

▶ 衰弱患者要加强营养干预

营养在衰弱的发生和发展中起着至关重要的作用。合理饮食是所有老年人首选的营养干预方法,是一项经济实用且有效的措施。合理饮食指老年人的食物营养均衡、粗细搭配、松软,易于消化吸收。健康老年人营养干预目标量如下:

(1)能量:老年人能量推荐目标量20~30 kcal/(kg·d),低体重老年人按照实际体重120%计算,肥胖老年人按照理想体重计算。

(2)蛋白质:肾功能正常的老年人蛋白质摄入目标量为1.0~1.5 g/(kg·d),要求优质蛋白(常见食物有鱼、瘦肉、牛奶、蛋类、豆类及豆制品)占50%以上。

(3)碳水化合物:推荐碳水化合物摄入量占总能量的50%~65%。

(4)脂肪:推荐脂肪量不超过摄入总能量的35%,且饱和脂肪酸<总能量的10%,多不饱和脂肪酸占总能量的6%~11%。

(5)膳食纤维:推荐摄入量为25~30 g/d。

(6)微量元素和维生素:在膳食摄入不足或存在某种营养素缺乏或不足时,可以适当补充。

(7)水:推荐摄入量约为30 mL/(kg·d)。

(8)营养制剂:对于存在营养不良或营养不良风险的老年人,在饮食基础上补充口服营养制剂可改善营养状况,推荐营养制剂每日400~600 kcal和(或)30 g蛋白质,两餐之间分次口服;建议使用全营养制剂,包括肠内营养制剂或特殊医学用途配方食品;需要高能量、高膳食纤维的老年人推荐使用肠内营养混悬液(TPF)；胃肠功能耐受性较差的老年人推荐使用肠内营养乳剂(TP)。

(9)微生态制剂：健康老年人可长期口服微生态制剂，如双歧杆菌三联活菌制剂(420 mg、3 次/天)、味乐舒益生菌(2.0 g、1~2 次/天)，改善肠道健康。

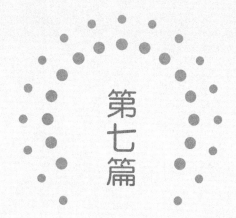

第七篇

做自己的医生

1. 血压测量的正确方法及注意事项

　　掌握正确测量血压的方法，养成定时测量血压的习惯并记录血压情况，能够帮助老年朋友更好地掌握自己的血压情况，也可以为医生用药及调整药物提供参考。对刚开始服药或最近调整用药的高血压患者，通过自测血压，可以帮助了解服药后的血压控制情况，对于我们的健康有着十分重要的帮助。

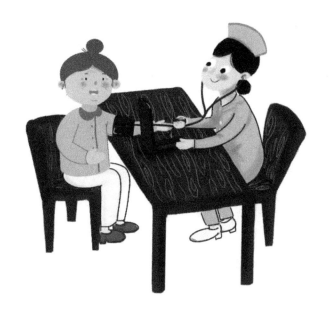

　　▶ 水银式血压计的使用

　　● 测量血压时首先应选择合适的体位，可以选择坐位(坐在椅子上，手臂伸展放在桌面上，肘部弯曲)或仰卧位(平躺，手臂自然平放在床上)，测量的肢体应和心脏处于同一水平上。

　　● 挽起衣袖，露出手臂，手掌向上，放稳血压计，开启水银槽开关。不要把衣袖挽得过紧，以免影响血流量。

● 排尽袖带内空气,平整地缠于上臂中部,袖带下缘距肘窝(手肘中间凹陷处)2~3厘米,松紧以1根手指能够较为轻松地在袖带与皮肤间直接滑动为宜。

● 将听诊器放于肱动脉搏动最明显处,即肘窝处,用手指触之可以摸到跳动感的位置。

● 关闭气门,充气至肱动脉搏动音消失,再升高20~30 cm。

● 缓慢放气(4 mmHg/s的速度),速度尽量保持缓慢而均速即可,注意肱动脉声音和水银柱刻度的变化。

● 当听到第一声搏动音时水银柱所指的刻度为收缩压(即高压)。当搏动声突然减弱或消失,此时水银柱所指刻度为舒张压(即低压)。

● 测完血压后,将气带内余气排尽,然后把血压计向水银槽方向倾斜45°,使水银柱内的水银全部退回槽内,再关闭水银槽开关。

水银式血压计测量准确度高,但一个人在家很难完成操作,不够便捷。电子血压计(臂式电子血压计和腕式电子血压计)既方便又准确,是老年人较好的选择。

▶ 臂式电子血压计的使用

● 在测量血压之前,被测者需要静坐或平卧休息5~10分钟,将血压计放置在基本与心脏平齐的位置(肘关节与心脏在同一水平,上臂伸直略展,体位同前)。

● 将血压计袖带从腕部穿入并推至肘关节上1~2 cm处或者直接在肘关节附近绑好袖带,箭头指向肱动脉搏动最强点,将袖带绑紧,松紧度以1根手指能够较为轻松地在袖带与皮肤间直接滑动为宜。

● 打开电子血压计开关,开始测量。测量时可看到电子血压计屏幕数字变换,待数字停止变换后读取数值。上面的数字代表收缩压,下面的数字代表舒张压,最底下的数字表示每分钟脉搏跳动(可以理解为每分钟心脏跳动)的次数。

▶ 腕式电子血压计的使用

● 测血压前须在安静环境下休息 5~10 分钟，身体状况平稳后，开始测量。

● 被测者取平卧位，手腕自然伸出，很多人在测量时常常不自觉地将手腕偏转，从而造成测量误差。

● 袖带气囊紧贴皮肤，松紧适中。

● 定时检测纠正血压计的准确度。

▶ 血压测量时间的选择

(1)清晨起来，吃药前。

测量血压的最佳时间是清晨起床以后 7：00—8：00 的时间，因为在休息状态下测量得比较准确。最好在清晨服药前测量血压，这样可以关注到清晨血压的状态。

(2)上午 10：00 左右。

这个时候一般服用完降压药 2~3 个小时了，测一次血压可以了解服用完降压药之后血压变化的情况。如果这个时候血压仍然处于比较高的状态，那么可能就需要调整降压药物了，建议及时去医院复诊，在医生的建议下调整用药方案。

(3)下午 4：00—6：00。

下午 4：00—6：00 这个时间段，一般会出现一个血压的峰值，所以需要关注这个时间段的血压。另外这个时间点，降压药物一般也已经充分发挥了它的作用了，所以这个时间点的血压状况也能很好地反映降压药的作用，以及自身血压的控制情况。

(4)晚上睡前。

除了以上三个时间点之外，还建议大家要关注晚上睡前的血压，因为一般情况下，我们的血压是白天高晚上低，这种血压波动也称为"勺型血压"。但是有些高血压患者，其血压不存在勺型改变，而表现为白天高晚上也高,这种非勺型的改变,甚至还有的高血压患者呈现出白天高晚上更高这种反勺型的改变。对于这种情况,可以通过监测晚上睡前的血压来发现,针对血压变化特点及时调整服药的时间,或者服药的剂量及种类,以保证24小时血压的平稳。

▶ 注意事项

• 在测量血压前半小时,不要吸烟,不要喝咖啡或喝茶。

• 测量血压时不要讲话,保持安静;手肘不能离开桌面,手心自然朝上,手部不要用力。

• 袖带松紧适宜,不可绑在衣袖外。测量时裸露手臂,如果身着长袖衣服,不要将衣袖堆积于手臂上部,以免压迫血管,影响测量结果。

• 若刚刚完成跑步、游泳、登山等剧烈活动或洗澡、泡脚等,不可以立即进行血压测量,至少要静止休息 10 分钟后方可进行。

• 血压的测量结果与血压计、体位、测量时间有着一定的关系。每次测量时尽量用同一血压计、在相同时间点、采取相同体位、在同一部位进行,这样对于监测血压变化有着更好的效果。

• 很多时候使用电子血压计时体位不恰当,容易出现偏差,如腕式血压计测量的血压误差较大就可能与测量姿势有关(使用腕式血压计测量血压时,应使手腕与心脏处于同一水平,而很多人习惯性地将手腕置于桌子上,会造成较为明显的测量误差)。

• 水银柱血压计适用于大多数人,但被测者不能独立完成测量,需要有专业人员辅助。

· · · · · ·

2. 血糖测量的正确方法及注意事项

血糖监测在糖尿病治疗中是非常重要的,有利于患者平时形成良好的自我管理习惯,防止血糖剧烈波动,对预防糖尿病导致的心脑血管疾病,以及微血管病变和神经病变等并发症的出现意义重大。通过对血糖进行监测，可及时发现不能被感知的低血糖以及高血糖事件，以便及时就医，并及时调整治疗用药，从而实现良好的自我管理。

▶ 血糖测量方法

- 采血时，手掌轻轻握拳，伸出一根手指作为采血指，手心向上。
- 取血部位一般为指尖，用75%酒精消毒皮肤。
- 将试纸插入血糖仪，消毒点完全干燥后，用血糖仪配备的一次性针头刺入皮肤2~3 mm。
- 取血，测得血糖值，用棉球按压刺破部位止血。

▶ 注意事项

- 试纸条的存放温度需为2~30℃，放在盒内保存，测量后要及时盖好，防止试纸潮湿弄脏，注意试纸的保质期，过期不能使用。
- 血糖仪要放置在干燥清洁的地方，不要让小孩子或者宠物接触到。
- 血糖仪与血糖试纸要匹配，每次测量前校准血糖仪。
- 检查空腹血糖的时间最好在早上6:00—8:00，采血时，要保证前一日晚餐后至次日清晨做监测时的空腹时间间隔要达到8~12小时。
- 测血糖前不要停药，要按照平时的药量和时间正常服药，这能准确反映出药物对血糖的控制效果。
- 注意测量次数和时间：不仅要注意空腹测得的血糖值，也要注意饭后2小时测得的血糖值，必要时还要在睡前测血糖，这样才能根据血糖的变化情况调整饮食与用药。

▶ 空腹

空腹是指至少8~10小时不吃任何食物，可以喝点白开水，但不能喝含有能量的饮料。当然，过长时间未进食也会影响空腹血糖结果，一般空腹时间不宜超过14小时，除非要做一些特殊检查。

▶ 餐后两小时血糖

餐后两小时血糖即吃完饭后两小时的血糖，计时应从进食开始时(吃第一口食物时)算起，而不是待进食结束才开始算。

▶ 随机血糖

随机血糖是血生化检查中的一个指标，是指在任意的一个时刻抽取人体的静脉血，是诊断糖代谢紊乱的一个重要指标，反映胰岛 β 细胞功能，当随机血糖化验值升高时，提示可能患有各种类型的糖尿病或者内分泌疾病。

随机血糖不考虑进餐的关系，可以在空腹时检查，也可以在进餐后检查，所以其正常的波动范围较大，其诊断价值有一定的局限性。

3.核酸抗原自测的正确方法及注意事项

核酸抗原检测是指新型冠状病毒抗原检测，做核酸抗原自测能够更加方便地进行筛查。

▶ 核酸抗原自测方法

病毒的抗原检测采取的是鼻拭子采样，抗原自测的采用步骤：
- 先用卫生纸擤鼻涕，小心拆开鼻拭子外包装，避免手部接触拭子头。
- 头部微仰，一手执拭子尾部贴一侧鼻孔进入。
- 沿下鼻道底部深入 1~1.5 cm。
- 贴鼻腔旋转至少 4 圈(停留时间不少于 15 秒)。
- 随后使用同一拭子对另一鼻腔重复相同操作(不可用手触碰到鼻咽拭子的头部)。
- 将鼻咽拭子放入抗原提取液中，将鼻咽拭子旋转 10 次，使鼻咽拭子与抗原提取液充分混合。

- 将混合好的抗原提取液滴入新冠病毒抗原检测卡中，一般滴 3~4 滴即可，不可滴得过多或过少，等待 15 分钟就可读取结果。
- 读取结果，抗原检测卡显示 C 区为一条红线，表明检测结果为阴性，通常可排除新冠病毒感染。如 C 区和 T 区出现两条红线，即检测结果为阳性，有可能是感染了新冠病毒，须及时做好相应处理。

▶ 注意事项

抗原检测有可能出现假阴性和假阳性的结果，因此，抗原检测不能作为确诊证据，核酸检测依然是新冠病毒感染的确诊依据。

4. 雾化吸入的正确方法及注意事项

雾化吸入治疗可以普遍用于各种呼吸道疾病。气雾微粒有利于药物迅速弥散，可将药液雾化后直接送达呼吸道患病部位，甚至可到达下呼吸道深部。药物作用直接迅速，且较其他用药方式用药量少，明显减少了药物的不良反应，可避免打针吃药的痛苦，对儿童、老年人尤为适合。

▶ 使用方法

- 定量吸入器及干粉吸入器：捏住鼻子，吸入气雾之后，需屏气 10 秒，10 秒内不能呼吸，如需再次吸入则重复上述步骤。
- 空气压缩雾化及氧气雾化吸入法：手持雾化器把喷气管放入口中，闭紧嘴巴，吸气时用手指按住出气口，同时深吸气，呼气时，手指移出气口，以防药液丢失。如果此时感到疲劳，可放松手指，休息片刻再进行吸入，直到药液喷完为止，一般 10~15 分钟即可将 5 mL 雾化完毕。
- 超声雾化吸入法：吸气时将面罩覆于口鼻部，呼气时启开；或将"口含嘴"放入患者口中，紧闭嘴唇深吸气。

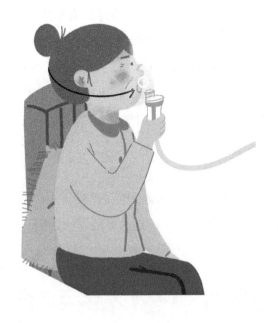

▶ **注意事项**

● 严格掌握各种雾化吸入器的吸入剂量，做好消毒隔离工作，防止交叉感染。

● 若屏气不足会使雾化吸入的效果大打折扣，吸气时以手指按住出气口同时深吸气，可使药液充分达至支气管和肺内，吸气后再屏气1~2秒，则效果更好。

● 每次雾化吸入完成后应漱口，防止二重感染。

● 当雾化吸入完后，呼吸困难反而加重的情况也有可能发生。一旦出现这种情况，除了需要警惕是否发生了肺水肿外，还可能是由于气道分泌物液化膨胀阻塞加重造成的，需要立即去医院进行治疗。雾化吸入后，再辅以拍背、吸痰等护理。

5. 血氧测量的正确方法及注意事项

血氧仪主要测量的指标为脉率、血氧饱和度。

脉率代表动脉搏动，正常人的脉率和心跳是一样的，当房颤或者频发期前收缩时脉率小于心率。

血氧饱和度是反映机体内氧状况的重要指标，其正常值不应该低于94%，当低于此数值时应视为供氧不足。

血氧仪对于老年人来说十分有用。老年人心肺器官老化，摄取氧的能力变弱、供氧能力不足，容易导致缺氧的事情发生，从而造成心肺、大脑、肾脏不同程度的损伤。通过血氧仪的日常检测，可以检测血氧含量，降低呼吸道发病率。

此外，老年人常有冠心病、高血压等疾病，有血氧仪长期监测，可以有效预防危险的发生。

▶ 使用方法

- 按下血氧仪面板上的开关键，打开血氧仪。
- 打开血氧仪后，有一个硅胶指模，将其中一个手指完全放进血氧仪的硅胶指模中夹住。
- 血氧仪的显示屏上会出现脉率与血氧饱和度，读取上面的数据，一般血氧饱和度低于94%即为供氧不足。血氧饱和度低于94%，患者可能会出现恶心呕吐、头晕、心绞痛等症状。成年人的脉搏速度应该在60～100 次/min，过快或过慢都属于异常现象。

▶ 注意事项

- 测量时处于平静状态，让手指保持温暖、放松，夹住手指后等待数值稳定再松开。

- 不要留长指甲、戴人造指甲或涂抹指甲油，否则会影响测量结果。

- 使用前清理指甲内的污垢，探头需保持清洁。

- 不要同一侧手臂和手指同一时间测血压和血氧饱和度（即在一只手测量血压时，如果需要测量血氧，应在另一只手上进行），否则测血压时施加的压力会短暂阻断血流，影响血氧饱和度的测量。

- 不宜在有灰指甲的手指上使用。

6. 家用氧气机的使用及注意事项

氧疗可补给氧气，改善人体的生理、生化内环境，促进代谢过程的良性循环，以达到治疗疾病、缓解症状、促进康复和预防病变、增进健康的目的。

实践证明，氧疗对急、慢性缺血缺氧性病症和因缺氧引起的继发性疾病，能够起到有效的治疗作用。适当吸氧，还有改善微循环状况，减轻呼吸系统负荷量及心肌负荷量等效果。

▶ 使用方法

面罩给氧法：分为开放式和密闭面罩法。开放式是将面罩置于距口鼻1~3 cm处，可减少不适感。密闭面罩法是将面罩紧密罩于口鼻部并用松紧带固定，适合较严重缺氧者。采用密闭面罩法吸氧浓度可达40%~50%，患者感觉较舒适，但氧耗量较大，同时存在进食和排痰不便的缺点。

鼻导管给氧法：将鼻导管从患者鼻孔插入一定深度给氧的方法。先用清水清理鼻腔，开启氧气机，调好氧气流量后，将鼻导管插入鼻孔，再将鼻导管挂在耳朵上固定即可。

▶ 注意事项

- 使用制氧机时要避开明火，避免发生火灾。制氧机要放置平稳，否则会增加制氧机运转的噪声。制氧机较长时间不用时，应切断电源，并将制氧机表面擦拭干净，放在无阳光照射的干燥处保存。在运输和存放过程中，严禁横放、倒置、潮湿或阳光直射。

- 对于家庭长期吸氧患者，要注意氧气浓度，不是氧气浓度越大越好，这是一个误区。

- 用氧时用湿棉签清洁鼻孔，连接鼻导管，先打开流量表，确定氧气流出通畅，再调节氧流量，鼻导管蘸水，然后轻轻插入，如无呛咳，随即将鼻导管固定。

- 停氧时先取下鼻导管，再关流量表，然后关总开关，以免拧错方向，大量氧气突然冲入呼吸道而损伤肺部组织。

- 定时检查氧流量，以保证正确的给氧量。

- 随时添加湿化瓶中的蒸馏水。

- 检查导管是否通畅，并及时清除鼻腔分泌物，以防止鼻腔堵塞。

7. 家用呼吸机的使用及注意事项

家用呼吸机能改善轻、中度呼吸衰竭患者的通气功能，缓解睡眠过程中的打鼾、低通气和睡眠呼吸暂停等症状，为依赖呼吸机的患者提供、增加肺通气。为了能够有效使用家用呼吸机，正确的设置很重要。了解正确的步骤可以确保它正确运行并获得更好的治疗效果。

▶ 使用方法

- 确定放置呼吸机的位置，满足以下要求：①确保呼吸机主机有稳定空间支持；②靠近插座的位置，以便能轻松插入机器；③呼吸机管路到达使用位置；④畅通无阻地打开机器，打开湿化上盖并向湿化器中加水；⑤在床边的床头柜或小桌子上是一个不错的选择。

- 检查过滤棉：呼吸机带有可更换的过滤棉，但是过滤棉的类型取决于机器型号。通常有一个小隔间，过滤器紧贴其中。机器的说明书提供了有关过滤棉更换的详细内容。

- 将呼吸管路的一端连接到呼吸机的出气口。

- 将管路的另一端插入面罩中，应形成牢固的连接。

- 设置湿化器(适用时)：许多家用呼吸机都配有一个湿化器，用于加湿空气。如果您的呼吸机有湿化器，请加入蒸馏水。加湿器储罐应有清晰的"MAX"标志线。注意不要超过该水平，否则可能导致水进入管路，造成呛咳。

- 确保电源线正确连接到呼吸机，然后将电源线插入电源插座。

- 戴上并调整面罩。

- 放置好面罩后，即可打开呼吸机，接模拟肺检查呼吸机功能。确保呼吸机功能完好后，根据医嘱调节呼吸机参数，按下开始按钮开启辅助通气。

- 操作结束后，脱机继续吸氧，关机，拔出电源，整理用物，消毒管道。

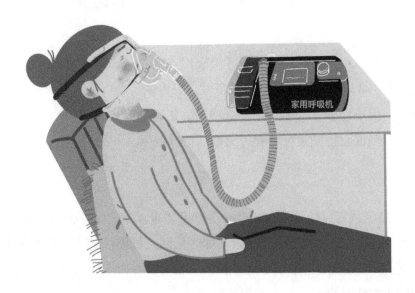

▶ **注意事项**

● 为了使呼吸机保持最佳状态，需要保持口罩、管路和湿化器清洁，日常清洁可以避免积聚灰尘、细菌或其他污染物。

● 湿化器里应添加纯净水或蒸馏水，尽量不要使用矿泉水或者白开水，否则可能会造成矿物质或杂质堆积，而纯净水或蒸馏水可以从根源上减少水垢产生。

● 纯净水是一个相对的概念，根据纯净度的不同而有不同的等级，纯净水一般含的杂质很少或者没有，而蒸馏水是最纯净的水，是把水加热后产生的水蒸气收集后冷却得到的水。

● 湿化器坚持每天换水和冲洗，不使用时将里面的水倒出。

● 空气过滤器定期更换，不能清洗。

8. 助行器的正确使用及注意事项

助行器是用来辅助人体支撑体重、保持平衡和行走的工具。通过对助行器的合理使用，可以提高运动能力，减少并发症；提高生活自理能力，改善生活质量；改善心理状态，减轻家庭照护者的负担；帮助减弱的功能得到改善，甚至有康复的效果。

助行器分为手杖、助行架、轮椅等。

▶ **手杖**

手杖是最简单的助行器，适用于上肢支撑力强、握力好、平衡能力和步行能力较好的老年人。

手杖简单轻便、适合携带，但是单点支撑，支撑面积小，分担体重的功能有限。平衡能力不佳的老年人，可以考虑四脚手杖，其杖底有四个支脚，四脚落地，增大受力面积，稳定性更好。四脚手杖使用时要注意地面是否平整，确保平衡稳定。

总之，四脚手杖可以在康复初期使用，待病情稳定后换回常规手杖使用，更安全方便。

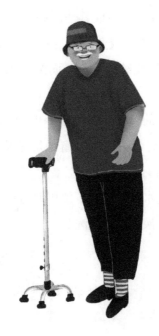

▶ 手杖的使用方法

• 健侧手持手杖站稳身体，手杖距离健侧脚约 10 cm 距离，将体重分担到健侧腿上，向前移动手杖约 10 cm。

• 移动患肢向前，与手杖平齐，将体重同时分担到患腿及手杖上，然后向前移动健侧腿至手杖前方。

• 再向前移动手杖，然后带动患肢向前，与手杖位置平齐。

• 重复上述动作，就能向前行走。

▶ 使用手杖的注意事项

• 手杖与老年人自行步调要协调，在没有完全适应使用手杖之前，要有看护陪伴，道路不平整的情况下不宜使用手杖。

- 使用手杖时，要穿好鞋子。
- 当手臂自然下垂时，手杖手柄的位置应该与手腕平。
- 移动时，先移动手杖，再移动脚步。

▶ 助行架

助行架主要适用于上肢功能健全，下肢损伤不能负重和保持平衡步行困难者，如骨折、老年关节炎、帕金森病等。

助行架的选择要考虑好几个方面：

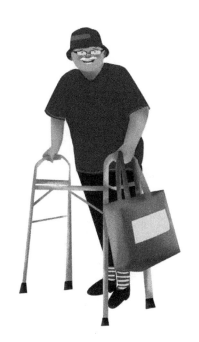

- 首先要考虑到使用者的身体状况，包括年龄、身高、体重、疾病种类、肢体障碍情况，同时也要考虑到使用者的生活方式、习惯和个人爱好。
- 其次要考虑助行架的使用环境，包括室内是否能周转得开，室内、室外、楼梯斜坡和地面平整度等因素。
- 最后要考虑是否还需要附加功能，如提供坐板休息、载物和坐便功能等。

▶ 助行架的使用方法

- 双手同时将助行器提起向前移动一步（25~30 cm）。
- 患肢抬高后迈出半步，约在助行架横向的中线偏后方。
- 再次向前移动助行器一步。
- 双手臂伸直支撑身体，迈出健肢超过患肢位置，落在助行架与患肢之间。
- 重复上述步骤，就可以向前走。

▶ 使用助行架的注意事项

- 使用前检查助行架是否完好可用，如有损坏及时更新维护。
- 避免在地面潮湿、光线不足的地方使用，以免绊倒。
- 使用助行架行走时，穿平底鞋最好，尽量不穿拖鞋、高跟鞋。
- 使用助行架时，每次迈开步子间距不要太大，以免重心不稳而摔倒。

▶ 轮椅

轮椅分为手动和电动两种。

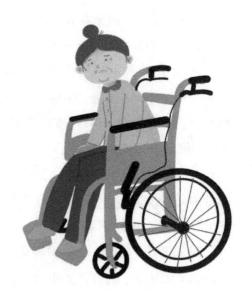

- 手动轮椅：基本属于护理型轮椅，需要他人帮助，主要考虑轮椅的材质和尺寸，使用者坐起来是否舒服。

- 电动轮椅：主要考虑稳定性、操作器的灵活性、电机电池的性能、续航里程、最大速度、刹车距离、轮胎的减震性等。

▶ 轮椅的选择

使用者的情况，包括性别、年龄、体重、下肢能力、整体状况等。不同的功能障碍对轮椅有着不一样的要求。是否有能力驱动轮椅，主要是使用者上肢和下肢的协调能力能否达到驱动轮椅的要求。根据患者上肢的肌力、协调能力、关节活动度、坐位稳定性等考虑常用位体、关节情况等，进行综合评估，选择合适的轮椅。

- 双上肢具有驱动轮椅能力者，可根据个人意愿和需求选择合适的轮椅。

- 双上肢虽没有直接驱动轮椅的能力但手指有残余能力能够触动开关或方向器者，可选择电动轮椅。

- 偏瘫患者可选用偏瘫轮椅，只有一只手能驱动轮椅者，可选用单侧驱动轮椅或选用电动轮椅。

- 如果使用者完全不能操纵轮椅，只能由他人进行推动，则选用护理型轮椅。

- 双下肢瘫痪者需要选择带腿托或小腿带的轮椅，在脚托上还应设有脚环，防止小腿后滑。

- 髋关节屈曲受限者最好选用可倾斜式靠背轮椅。

- 不能保持标准坐姿的，需要加装辅助装置，如使用安全带进行固定。

- 下肢截肢特别是大腿截肢者，重心靠后，需要选择轴心后置型的轮椅，并安装防止后翻的装置。

轮椅尺寸的选择也很重要，需要对使用者相关尺寸进行准确的测量，再确定轮椅尺寸，如座椅宽度、深度和靠背高度，扶手高度，支撑系统高度等。还需要考虑到轮椅的使用环境，室内和室外环境的用途，房子的面积、门的宽度、地面的平整度等。

▶ 轮椅的使用方法

- 展开轮椅，扳动刹车，刹住左右后轮。

- 把脚踏板收起，移近轮椅，扶住左右扶手，慢慢坐到坐垫上；坐上轮椅之后，展开脚踏板，脚放到脚踏板上，系好安全带；松开刹车即可推行。

- 在行驶过程中，如遇障碍物，照护者需双手握住把手套，同时用脚踩脚踏套，使前轮抬起越过障碍物，后轮碰到障碍物时，双手紧握把手套，向上提起后轮，即可越过障碍物；如遇大的障碍物或台阶，需要两人紧握轮椅两侧大架，将轮椅平抬，越过障碍物。

- 下坡时须倒行，用双手握住手推圈，以力的大小控制下坡速度，坡度过陡时最好有两个人帮助控制，照护者应该倒行缓慢下坡，上坡即为正常推行。

- 下轮椅时，刹住刹车，翻起脚踏板，双脚踩稳地面，松开安全带，手握扶手或由照护者扶住站离轮椅。

▶ 使用轮椅的注意事项

- 不要踩踏脚踏板上下轮椅。
- 不要在轮椅没有刹住时上下轮椅。
- 不要在行驶过程中特别是下坡时快速刹车,以免侧翻摔倒。
- 使用前检查轮椅,拧紧螺丝及各种紧固件。

9.居家适老产品的选用

新型居家适老产品的出现,可以更好地满足老年人的需求,提高他们的生活质量。选择居家适老产品时,应该根据老年人的实际情况,选择合适的产品,如智能穿戴设备,可以实时监测老年人的健康状况;防跌倒装置,可以有效预防老年人跌倒;卧床老年人使用的电动翻身床,可以更好地满足老年人的日常需求。使用居家适老产品时,应该注意安全,并及时维护和更换,以确保使用的安全性。

▶ 智能穿戴设备

智能手表和智能手环等具有监护功能的智能穿戴设备,具有健康监测功能,如心率监测、血氧监测、体温监测、睡眠监测等功能,通过数据分享功能,子女可以掌握老年人的健康状况,更加全面地守护老年人的安全。具有定位功能的智能穿戴设备还可以监控老年人的活动轨迹,预防突发的紧急事件。

▶ 电动翻身床

电动翻身床配有特制的电动控制设施,可以为老年人提供起背屈腿、翻身等常规护理服务,有些还配备了电动坐便器、自动洗脚装置等老年人日常生活必备的设施,能带给老年人舒适的享受。还可以选择餐桌等配件,对行动不便的老年人十分有用。此外，电动翻身床配备了脚轮，可以自由地移动，实现了轮椅的功能，能满足老年人的活动需求。

▶ **防跌倒装置**

目前市面上常见的针对跌倒设备有穿戴式的报警器、智能摄像头、人体感应器、跌倒安全气囊等。

- 穿戴式报警器：穿戴式报警器是目前市面上最常见也最多的一种跌倒报警器。它的报警原理是通过手表里面的陀螺仪摆动的幅度和速度，加以数学模型算法，判断老年人是否摔倒，并自动启动报警机制。但有时老年人不是突然晕倒的，而是缓慢地一点点蹲下去并倒下，此时陀螺仪感应没有达到阈值速度，不会发生报警。所以此类智能设备存在不足，不能依赖此设备来监护老年人是否摔倒。

- 智能摄像头：子女们可用它在手机 App 上随时随地监护老年人的动态，老年人发生跌倒事故时，立马寻医救助。采用了人工智能技术的智能摄像头跌倒报警设备是目前准确率较高的设备。但是老年人不一定希望子女监视自己的一举一动；另外摄像头的监控范围做不到老年人活动区域的全覆盖。

- 人体感应器：人体感应器通过红外线或者地垫人物成像的方式，感应人体是否摔倒。此类设备检测的准确率比老年人穿戴手表和呼叫器高很多，但是必须在固定场地安装，场地局限性高，同时造价也比较高。

- 跌倒安全气囊：有腰带、马甲等形式，内置智能芯片，通过 AI 智能运算，当老年人跌倒时速度和角度达到一定阈值时，马甲或腰带中的氦气会自动给保护罩迅速充气，以保护老年人的头部、臀部、肘部等重要部位。

10. 如何正确便捷就医

老年人是疾病的高发人群,看病就医对老年人来说是"刚需"。

随着科技的进步,时代的发展,智能手机、预约挂号、在线支付、人脸识别等使用越来越广泛。这些年轻人已经习以为常的技术,却令许多老年人摸不着头脑。

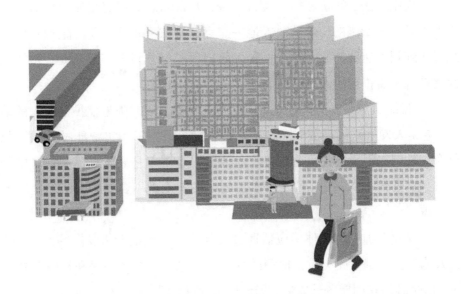

老年人大多习惯使用传统的现场挂号,或依赖子女网上挂号。其实也可以尝试自己学习网上预约,现在很多老年人都用上了智能手机,医院的预约系统也越来越便捷了。老年人克服畏难心理,多学几次便可以掌握了。

现在,很多医院都有老年人特殊通道,就医时,老年人多留意医院标识,可以减少排队时间,获得更多帮助。

▶ 看急诊

急诊是指紧急救治和抢救,急诊的存在保证了人们在突发疾病、意外受伤时，能在最短时间得到专业、科学的救治。

呼吸困难，胸痛或者胸部有压迫感，短暂性晕厥或抽搐，突发性头晕，咳血、吐血或者不明原因的便血，严重、持久的呕吐或者腹泻，过敏，急性食物中毒，意外伤害等，要马上到就近医院看急诊，并随身携带老年人的病史资料单，说明现在正在服用的药物以及过敏药物，利于帮助医生快速正确诊疗。

▶ 看门诊

门诊通常接诊病情较轻的患者，经过门诊医生的诊断后，可以给患者得出初步诊断与治疗。

门诊医生能够对症治疗解决的，即在门诊给予治疗；无法在门诊对症治疗解决的，则收入病房，在医院进行进一步的检查或者手术治疗。

老年人要合理选择医院，对症挂号，患有慢性病的老年人，固定医院长期诊疗，与某位专家联系，有利于病情的掌握和治疗。

▶ 挂号

可采取以下方式挂号。

- 现场挂号，就诊当天去医院排队挂号。
- 网络预约挂号，登录医院的官方网站或关注公众号或者官方 App，找到挂号平台，进行预约挂号。
- 电话预约挂号，拨打就诊医院预约电话挂号。
- 医院预约窗口预约挂号。

在医院的门诊部进口处，一般设有导诊台，可以提供咨询服务。

四类常见症状应挂什么科？

- 头晕。

头晕挂号涉及耳鼻喉科、神经科、骨科、内科等。

头晕伴有发热、头疼的症状，可能是感冒引起的，去呼吸内科。

头晕前心慌、胸闷，可能是心律不齐，去看心内科。

头晕十分剧烈, 且隔几分钟反复的, 或者有肢体麻木的情况, 可能是急性脑血管疾病, 去神经内科。

头晕伴头痛和失眠的, 可能是高血压、脑动脉硬化, 去(心脑血管)内科。

患有糖尿病, 头晕后补充糖分仍不缓解, 去内分泌科。

头晕伴有呕吐, 旋转性眩晕耳鸣, 可能是梅尼埃病, 去五官科。

头晕伴有视力衰退, 出现飞蚊症, 可能是屈光不正、眼底动脉硬化, 去眼科。

长时间头晕, 伴反复性头痛、恶心或者呕吐, 可能是脑部疾病, 去神经内科。

头晕伴有疲乏、面色苍白, 或者皮肤上有青紫的瘀青, 可能是贫血或者血液系统疾病, 去血液科。

头晕伴有手臂麻木, 可能是颈椎骨质增生压迫血管, 导致脑供血不足, 去骨科。

- 头疼。

病因较复杂, 常常出现头疼, 要及时检查。

突然发作的剧烈头疼, 伴有呕吐、意识障碍, 去神经内科。

有高血压病史的慢性头疼患者, 去(心脏)内科。

反复发作的头疼, 去神经内科。

由头部外伤引起的头疼, 去神经外科。

头疼伴有手臂麻木, 去骨科。

- 发热。

发热分为低热(37.4~38℃)、中度发热(38.1~39℃)、高热(>39.1℃)。

发热, 伴有咳嗽、咳痰、咳血、气急, 去呼吸内科。

发热伴有腹痛、呕吐、腹泻或脓血便, 去消化内科。

发热, 伴有心悸、呼吸困难, 去心脏内科。

发热, 伴有近期体重变化大, 去内分泌科。

发热，伴有皮疹、有明显传染病接触史，去传染科。

发热，伴有尿急、尿频、尿痛、水肿，去肾内科。

急性发热，伴有咽痛、声音嘶哑，去耳鼻喉科。

● 呕吐。

呕吐原因较为复杂。

喷射性呕吐，伴有剧烈头疼、头晕，去神经内科或急诊。

呕吐食物或酸水，伴有腹痛，去消化内科。

呕吐物为胆汁，伴有右上腹痛或腹胀痛、不排气、不排便，去普通外科。

服用药物后呕吐，去急诊。

呕吐伴有胸痛、憋气，去心脏内科。

有糖尿病等内分泌功能减退病史的，去内分泌科。

有慢性肾炎、呕吐伴有水肿，去肾内科。

晨起呕吐，伴有闭经，去妇科。

参考文献

［1］　程义勇.公共营养师(基础知识)［M］.2版.北京：中国劳动社会保障出版社，2021.

［2］　邓源.原始饮食：远离自身免疫性疾病的细胞营养学［M］.北京：北京科学技术出版社，2019.

［3］　中国营养学会.中国居民膳食指南2022［M］.北京：人民卫生出版社，2022.

［4］　杨月欣.中国食物成分表［M］.北京：北京大学医学出版社，2019.

［5］　科信食品与健康信息交流中心，中国疾病预防控制中心营养与健康所，国家粮食和物资储备局科学研究院，等.全谷物与健康的科学共识(2021)［J］.中华预防医学杂志，2021，55(12)：1383-1386.

［6］　吴晓华，邱勋定，刘凯，等.社区老年人群咀嚼能力与轻度认知障碍的关系研究［J］.实用老年医学，2022，36(2)：150-153.

［7］　HUANG R，LI S，TIAN C，et al. Thermal stress involved in TRPV2 promotes tumorigenesis through the pathways of HSP70/27 and PI3K/Akt/mTOR in esophageal squamous cell carcinoma［J］.Br J Cancer，2022，127(8)：1424-1439.

［8］　CLEMENTS W T，LEE S R，BLOOMER R J. Nitrate ingestion：a review of the health and physical performance effects［J］.Nutrients，2014，6(11)：5224-5264.

［9］　吴道勋，黄靖晖，苗圣楠，等.核桃的营养成分及其对神经系统保健功效的研究进展［J］.安徽农业科学，2022，50(23)：1-3.

［10］　差宇.类胡萝卜素体外抗氧化、抗肿瘤活性及其构效关系初步研究［D］.南昌：南昌大学，2020.

［11］杨云梅.老年病药物治疗学［M］.北京：人民卫生出版社，2017.

［12］中国保健协会科普教育分会.老年人合理用药［M］.北京：中国医药科技出版社，2021.

［13］鲁翔.中老年人这样用药［M］.南京：江苏凤凰科学技术出版社，2020.

［14］李佳琏，祝贵明，颜豪森，等.老年人跌倒状况及影响因素的调查分析［J］.中国老年保健医学，2021，19（6）：78-83.

［15］李文捷.居家适老环境建设之空间适老化设计［J］.住宅产业，2021（4）：40-46.

［16］郭娟，申响铃，贺娅楠，等.居家环境对老年人影响的描述性系统评价［J］.循证护理，2021，7（17）：2284-2288.

［17］孟迪.基于老年人的智能家居产品设计研究［J］.黑龙江科学，2022，13（2）：156-157.

［18］踪玮，王爱平.视力障碍对老年人社会功能影响的研究进展［J］.护理研究，2021，35（9）：1621-1625.

［19］肖楚新.智能家居在老年人居住空间的设计研究［J］.科技资讯，2020，18（18）：243-244.

［20］黄剑雅，李森.老年友好社区构建背景下社区户外建成环境对老年人体育锻炼行为的影响［J］.运动精品，2021，40（12）：95-98.

［21］老年人交通安全不容忽视［J］.道路交通管理，2021（4）：10-11.

［22］戴闽，帅浪.骨科运动康复［M］.2版.北京：人民卫生出版社，2016.

［23］蔡虻.高血压、糖尿病患者饮食与运动干预技术指引（基层版）［M］.北京：人民卫生出版社，2022.

［24］连红强，赵常红，张丽蓉，等.老年2型糖尿病患者跌倒诱因及运动康复预防研究进展［J］.中华老年多器官疾病杂志，2023，22（4）：308-311.

［25］曾德菲，郑婉，魏俊萍，等.运动康复训练对老年冠心病慢性心力衰竭患者心功能的影响［J］.中国老年学杂志，2023，43（7）：1543-1546.

［26］宋崇玉.老年心理健康指导［M］.郑州：河南人民出版社，1994.

［27］李澍晔.老年人心理健康［M］.北京：华龄出版社，2019.

［28］刘富强.老年心理健康枕边书［M］.天津：天津科学技术出版社，2008.

［29］彭天艺.老年心理健康200问［M］.北京：华龄出版社，2016.

［30］吕文娟，肖岩."增权赋能"视角下空巢老人社会参与保障体系研究［J］.高等继续教育学报，2022，35（5）：51-56.

［31］杨薪瑶，杨惠，曾小琴，等.空巢老人居家安全问题的国内外研究现状与展望［J］.全科护理，2022，20（32）：4515-4518.

［32］陈亚楠，陈娜，张威，等.中国城乡空巢老人社会隔离状况及其影响因素分析［J］.现代预防医学，2022，49（18）：3363-3368.

［33］耿朝辉，宋伟，刘美玲，等.社区老年人疑病倾向与家庭功能的相关性［J］.中国老年学杂志，2015，35（10）：2816-2817.

［34］顾波.对疑病心理的疏通和引导［J］.政工学刊，2016（5）：67-68.

［35］梁洪金.人老多焦虑，要及时干预［J］.家庭医药.快乐养生，2021（4）：75.

［36］李艳鸣.老年人易患三种焦虑症［J］.江苏卫生保健，2017（1）：50-51.

［37］张聂，魏忠杰，叶小芬，等.助老产品在慢性病与抑郁关系中的调节作用［J］.心理月刊，2022，17（2）：126-127.

［38］乔恒.老年生活三十讲：文养结合　幸福养老新模式［M］.长春：吉林人民出版社，2020.

［39］黄金华，赵玉芳，林静，等.社会阶层对老年人负性情绪的影响：社会支持的调节作用［J］.西南大学学报（自然科学版），2022，44（10）：21-28.

［40］马祥.老年人休闲生活［M］.北京：华龄出版社，2020.

［41］张孟喜.守护老年健康——常见老年综合征应对指导［M］.北京：化学工业出版社，2022.

［42］陈旭娇，严静，王建业，等.中国老年综合评估技术应用专家共识［J］.中华老年病研究电子杂志，2017，4（2）：1-6.

［43］皮红英，高远，侯惠如，等.老年人跌倒风险综合管理专家共识［J］.中华保健医学杂志，2022，24（6）：439-441.

［44］琚慧，唐玲.老年综合征研究进展［J］.护理研究，2020，34（12）：2160-2165.

［45］杨青敏.老年慢性病居家护理指南［M］.上海：上海交通大学出版社，2017.

［46］健康生活图书编委会.做自己的家庭医生［M］.长春：吉林科学技术出版社，2011.

［47］严忠浩.看病就医指南［M］.长沙：湖南科学技术出版社，2019.

［48］赵春媛.百姓实用就医指南［M］.2版.北京：中国中医药出版社，2018.

［49］彭丽丽.中医助你过百寿——老年人家庭中医护理［M］.长沙：中南大学出版社，2022.

［50］潘晓彦，秦元梅.中医护理技能［M］.长沙：中南大学出版社，2020.